DE

LA FIÈVRE TYPHOÏDE

ET

DU TYPHOÏDISME,

Par le Dr CAYOL,

ANCIEN PROFESSEUR DE CLINIQUE DE LA FACULTÉ A L'HOPITAL DE LA CHARITÉ DE PARIS,
DIRECTEUR DE LA REVUE MÉDICALE,
MEMBRE DE PLUSIEURS SOCIÉTÉS SAVANTES FRANÇAISES ET ÉTRANGÈRES.
CHEVALIER DE LA LÉGION D'HONNEUR.

> Les systèmes en médecine sont des idoles
> auxquelles on sacrifie des victimes humaines.
> (*Clin. méd* Disc. sur la force vitale
> médicatrice.)

Prix : 1 fr. 50.

PARIS,
CHEZ DENTU, LIBRAIRE,
AU PALAIS-ROYAL.
1853

$Td \overset{62}{\underset{109}{}}$

DE LA FIÈVRE TYPHOIDE

ET DU TYPHOIDISME.

PARIS. Imprimerie de MOQUET, 92, rue de la Harpe.

DE
LA FIÈVRE TYPHOIDE

ET

DU TYPHOIDISME,

Par le Dʳ CAYOL,

ANCIEN PROFESSEUR DE CLINIQUE DE LA FACULTÉ A L'HOPITAL DE LA CHARITÉ DE PARIS,
DIRECTEUR DE LA REVUE MÉDICALE,
MEMBRE DE PLUSIEURS SOCIÉTÉS SAVANTES FRANÇAISES ET ÉTRANGÈRES.
CHEVALIER DE LA LÉGION D'HONNEUR.

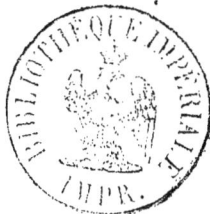

Les systèmes en médecine sont des idoles
auxquelles on sacrifie des victimes humaines.
(*Clin. méd.* Disc. sur la force vitale
médicatrice.)

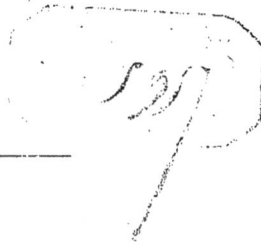

PARIS,
CHEZ DENTU, LIBRAIRE,
AU PALAIS-ROYAL.
1853

PRÉFACE.

Il n'y a pas dans cet écrit une seule pensée, qui, depuis près de trente ans, ne se
soit produite bien des fois et sous différentes formes devant le monde médical,
soit dans mon enseignement public à la
Faculté de médecine de Paris, de 1822 à
1830, soit dans mon ouvrage de *Clinique
médicale*, publié en 1833, soit enfin dans
la *Revue médicale*, recueil périodique com-
mencé en 1824, et qui continue encore
sous ma direction.

L'Ecole matérialiste, que j'ai combattue
dans ses différentes phases, commençait à
s'inquiéter des progrès de mon enseignement, lorsque la Révolution de 1830 vint
lui procurer à souhait le moyen de me fer-
mer l'oreille de la jeunesse en me dépouil-
lant de ma chaire.

Depuis cette époque, la *Revue médicale*
a conservé le feu sacré de la vraie doctrine,

mais dans un cercle de publicité d'autant plus restreint, que les hommes de
1830, maîtres de toutes les positions offi-
cielles et de la presse médicale, ont usé
constamment de leurs moyens d'influence
pour organiser et maintenir autour de nous
la conspiration du silence. C'est, du reste,
la seule réponse qu'ils aient jamais opposée
à nos arguments et à nos critiques.

Il y a longtemps que la vérité médicale
frappe à la porte de leur intelligence sans
pouvoir y pénétrer : ce sont des sourds de
la pire espèce, de celle qui ne veut pas entendre. Comme ils n'ont pas eu besoin de
doctrine pour parvenir aux honneurs et
à la fortune, ils sont décidés à s'en passer
jusqu'à la fin; c'est un parti pris, et ils s'en
font gloire.

Lorsqu'une nouvelle manifestation de
notre *vitalisme hippocratique* vient les ré-
veiller en sursaut dans les chaires pétri-
fiées du monopole, ils se rassurent bien
vite, en se disant tout bas les uns aux autres:
Transeat, laissons passer, laissons dire;
dans quelques jours on n'y pensera plus.
En quoi, ils se trompent fort; car c'est
l'erreur qui passe; c'est elle qui se repro-

duit sous toutes les formes, et qui passe
toujours. La vérité demeure parce qu'elle
est éternelle.

Depuis la mort de Broussais, l'Ecole matérialiste n'ayant plus de chef est tombée
dans un tel état de désarroi et d'anarchie
qu'elle ne mérite plus le nom d'Ecole. Ce
n'est plus qu'un pêle-mêle d'opinions individuelles, sans autre lien entre elles que
le préjugé matérialiste et rationaliste dont
elles sont entichées.

On pourrait n'y pas prendre garde, si
les plus graves intérêts de l'humanité n'é-
taient pas engagés dans cette mêlée. Mais
il suffit de regarder autour de soi pour être
affligé et profondément attristé de l'état
vraiment pitoyable de la médecine pratique, conséquence naturelle d'un désordre
et d'une confusion d'idées sans exemple.

Le médecin que des titres honorifiques
ou des fonctions importantes recomman-
dent et désignent en quelque sorte à la con-
fiance publique n'en sait pas plus aujour-
d'hui sur le traitement des fièvres que l'é-
lève encore assis sur les bancs de l'amphi-
théâtre. C'est que là où il n'y a point de
doctrine, il n'y a plus ni maîtres ni élèves.

Le *Typhoïdisme*, dernière expression de l'a-
narchie matérialiste, a tout abaissé sous le
même niveau.

Cependant les malades meurent victimes des traitements les plus désordonnés.
Dans toutes les fièvres qu'on peut appeler
graves, la mort est la règle et la guérison
une trop rare exception (1).

Le public s'émeut, se désole, se décou-
rage, ne sachant plus où trouver des secours
efficaces contre les maladies régnantes. Il
voudrait, pour sa satisfaction, savoir un
peu ce qui se passe dans les laboratoires mys-
térieux de cette science orgueilleuse, dont
il ne voit que de si tristes résultats.

Ma position particulière et mes antécédents m'imposent la mission de répondre
à ce cri de détresse de la conscience publique, et d'éclairer la société sur ce qu'elle a
besoin de connaître, pour se prémunir, et se
défendre, s'il est possible, contre les atteintes
meurtrières des faux systèmes qui passent.

Tel est l'objet que je me suis proposé en

---

(1) *Voir* ci-après, page 17, les résultats des derniers
relevés statistiques de la mortalité, d'après les registres
de l'état civil.

prenant la plume, pour faire ce que je puis appeler un acquit de conscience.

Cet écrit ne s'adresse pas seulement aux médecins, mais à toutes les classes de la société, au public des salons comme à celui des académies; il s'adresse à tout le monde, parce que tout le monde est sujet à la fièvre et a grand intérêt à savoir ce que j'en vais dire.

Je réduis la question de la fièvre *typhoïde* à ses termes les plus élémentaires, et je la fais comparaître, dans ce simple appareil, devant le tribunal du sens commun qui la jugera.

Puis, je mets en regard de cette fausse science les principes vitalistes et spiritualistes qui constituent la doctrine hippocratique ou traditionnelle, c'est-à-dire la vraie science médicale, la seule qui apprenne à traiter et à guérir les malades.

Ayant le désir d'être lu, j'ai dû faire tous mes efforts pour être clair, et aussi pour être court. Car on ne lit guère dans le monde des dissertations un peu étendues sur des sujets graves et sérieux : les romans-feuilletons n'en laissent pas le loisir.

Je crois en avoir dit assez dans les pages

suivantes pour embrasser toute la question. Si cependant des médecins ou des hommes d'étude désiraient de plus amples développements, ils les trouveraient dans ma *Clinique médicale* (1).

Je n'ajoute qu'un mot. Cet écrit est tout d'une pièce. On ne peut le bien comprendre, qu'après l'avoir lu sans interruption d'un bout à l'autre.

---

(1) Un vol. in-8°. Paris, 1833. — Je prépare une seconde édition de cet ouvrage, la première étant épuisée depuis longtemps.

DE LA FIÈVRE TYPHOÏDE

ET DU TYPHOIDISME.

Le bon sens public s'étonne et s'inquiète de plus en plus de la mortalité des maladies régnantes. Chaque jour voit disparaître, dans toutes les classes de la société, des personnes jeunes ou dans la force de l'âge, qui vivaient dans les meilleures conditions hygiéniques, qui avaient toujours joui d'une santé parfaite, et qui sont enlevées après quelques jours d'une fièvre attribuée à un refroidissement, ou à quelque autre cause banale des maladies les plus ordinaires. Si l'on demande la raison de ces morts si imprévues et si désolantes pour les familles, la réponse est toujours la même : *Fièvre typhoïde.*

Ce mot, d'invention nouvelle, a acquis depuis quelques années une déplorable popularité ; il retentit partout comme un glas funèbre, qui sème l'épouvante dans les populations, dans celles des campagnes surtout, et devient par cela même, indépendamment de ce qui sera dit plus loin, une cause puissante d'aggravation des maladies régnantes.

Dans les classes éclairées, on commence depuis quelque temps à se raviser ; et, dans les conversations des salons, nous voyons surgir parfois de simples questions auxquelles les médecins *typhoïdiens,* ou *ty-phoïsans,* comme on voudra les appeler, seraient fort embarrassés de répondre. On se rappelle que jadis, et dans un temps peu reculé, les maladies régnantes étaient des fièvres, qu'on désignait, suivant les cas, par les noms d'inflammatoire, bilieuse, nerveuse, putride ou adynamique, maligne ou ataxique, etc. N'entendant plus parler de toutes ces fièvres, on se demande, dans le monde, ce qu'elles sont devenues. Car on les regrette, et on a raison de les regretter : ces dénominations donnaient à chacun une idée, vraie en général, de la nature de la maladie, de sa gravité, de son danger, et même du genre de traitement qui lui était applicable ; on savait à peu près ce qu'on avait à craindre ou à espérer.

Il n'en est plus de même aujourd'hui : lorsqu'une fièvre s'est prolongée au delà de 7 ou 8 jours avec quelques symptômes plus ou moins graves, et qu'un médecin quelconque a infligé à cette fièvre le nom de typhoïde, il n'y a plus qu'à courber la tête et à attendre l'arrêt du destin. Car le médecin typhoïdien est essentiellement et forcément fataliste ; comme il n'a pu devenir typhoïdien qu'en rompant avec toute tradition, en répudiant l'héritage séculaire des plus beaux génies qui aient illustré la médecine, il n'a plus d'autre guide que sa raison individuelle, qui est souvent bien courte. C'est un pilote qui n'a pas de boussole, et qui fait cependant profession de vous diriger dans une mer hérissée d'écueils et pleine de périls !

Demandez au médecin typhoïdien sur quels principes, sur quelles règles se fonde le traitement de sa fièvre typhoïde ? Il vous répondra, s'il est sincère, qu'il n'en sait rien. S'il hésite à vous répondre, interrogez son enseignement officiel et ses livres ; ils vous répondront pour lui que *dans l'état actuel de la science* (c'est-à-dire de *leur* science, de la science, telle qu'ils la comprennent,) on ne sait rien sur le traitement de la fièvre typhoïde; mais qu'on cherche le remède, et qu'on le trouvera peut-être.

En attendant qu'on l'ait trouvé, on peut traiter la fièvre typhoïde indifféremment par la saignée, par les purgatifs, par les toniques, par le quinquina, par l'opium, ou même ne pas la traiter du tout; car, suivant certains professeurs de typhoïdisme, quelque chose qu'on fasse, quelque traitement qu'on adopte, la fièvre typhoïde *ne se dérange* pas; elle suit imperturbablement son cours. N'est-ce pas là le fatalisme musulman dans toute sa pureté! Ajoutons que ce fatalisme a passé de la théorie dans la pratique des typhoïdiens. On pourrait citer de grands hôpitaux de Paris, où des médecins qui occupent les plus hautes positions de l'enseignement officiel, ne traitent plus les malades affectés de la fièvre typhoïde; ils les abandonnent à leur malheureux sort, à moins qu'ils ne s'en servent pour quelques expérimentations thérapeutiques ou chimiques.

Tel est le résumé fidèle de ce qui s'écrit, de ce qui s'enseigne et de ce qui se pratique à l'endroit de la fièvre typhoïde. Il n'est pas difficile de comprendre comment le typhoïdisme est devenu si populaire, comment il s'est propagé si rapidement des villes dans les campagnes, et comment enfin il a détrôné en si peu de temps la gastro-entérite. C'est que jamais système ne fut plus commode pour la légèreté et l'ignorance.

Le système de la gastro-entérite avait déjà simplifié beaucoup la médecine des fièvres, en n'admettant plus qu'une seule maladie et un seul mode de traitement; c'est pourquoi il était devenu populaire. Le typhoïdisme a simplifié bien plus encore, en n'admettant qu'une seule maladie qu'on peut traiter suivant son caprice, ou ne pas traiter du tout, et c'est pourquoi il est devenu plus populaire encore que la gastro-entérite. Le médicastre le plus inepte, quand il a déclaré, ou, comme ils le disent, *diagnostiqué* une fièvre typhoïde, se trouve au niveau des *célébrités médicales de l'époque*(1). Quelque chose qu'il fasse ou qu'il ne fasse pas pour le traitement, il est justifié d'avance par l'autorité des typhoïdiens les plus haut placés. Si le malade meurt, c'est tout simple : il avait une fièvre typhoïde à laquelle il devait *fatalement* succomber! S'il guérit, quel beau triomphe pour le médicastre, lors même qu'il n'a traité qu'une fièvre simple et bénigne, à laquelle il avait imposé arbitrairement, comme toujours, le nom de typhoïde !

Comment un pareil système n'aurait-il pas été embrassé avec bonheur par les médiocrités et les nullités, qui sont toujours en grand nombre dans la profession médicale, comme partout ailleurs ? Il faut même reconnaître qu'avant de descendre aussi bas, le typhoïdisme ne pouvait manquer d'avoir de nombreux partisans. Si ce système est bien inventé pour les officiers de santé des campagnes, qui ne peuvent faire, pour la plupart, ni de grands frais d'études ni beaucoup d'efforts intellectuels, il n'est pas moins avantageux pour les médecins en vogue dans les grandes villes, pour ceux, notamment, qui, partagés entre les jouissances de la fortune et les devoirs de la profession, sont toujours très affairés, et ne peuvent faire la médecine qu'au pas de course.

Au lieu de consumer leur temps à chercher le caractère d'une fièvre dans l'étude approfondie de ses causes extérieures, de ses symptômes, de sa marche, de sa tendance, et

(1) Expression consacrée dans les écrits de la coterie *d'admiration mutuelle.*

surtout de ses rapports avec la constitution médicale régnante ; au lieu d'explorer laborieusement, pour chaque cas particulier, toutes les sources des indications curatives, ce qui est l'œuvre médicale par excellence, ils prononcent le mot sacramentel de fièvre typhoïde, et tout est dit. Ils ne craignent pas, du moins, de se tromper dans ce diagnostic, puisqu'ils ont admis en principe que toute fièvre continue est typhoïde lorsqu'elle n'est pas symptomatique d'une inflammation locale ou d'une éruption cutanée.

Ils sont, du reste, tout prêts à reconnaître qu'ils ne savent pas ce que c'est que la fièvre typhoïde, et si c'est réellement une *fièvre spéciale;* mais ils n'en persistent pas moins à voir toujours, et partout, la *fièvre typhoïde,* ou, comme ils le disent plus volontiers, la *typhoïde;* car le mot *fièvre* déplaît aux adeptes de l'école matérialiste, et ils s'efforcent de plus en plus de le bannir de leur langage. Pendant quelques années, la *gastro-entérite* a remplacé la fièvre avec un succès d'enthousiasme. Aujourd'hui, et depuis assez longtemps déjà, la *gastro-entérite* n'a plus cours ; elle est tout-à-fait passée de mode, et c'est la *typhoïde* qui la remplace. Au lieu de dire, comme autrefois : *J'ai un peu de fièvre,* ou bien, *j'ai un peu de gastro-entérite,* on pourra dire, désormais, pour se donner les airs d'un homme de progrès : *J'ai ou je me sens un peu de typhoïde...* Oh! l'admirable découverte, et combien les malades doivent s'en réjouir!

Cosi va il mondo : Ainsi va, nous ne dirons pas tout le monde médical, sans exception, mais le monde médical à la mode, celui qui est en possession de l'enseignement officiel, qui pérore dans les académies, qui fabrique de beaux *in octavo* d'un poids loyal et marchand, qui s'agite sans cesse au nom du progrès, et qui n'a jamais su mettre au jour une seule pensée réellement progressive.

Chose singulière et digne de remarque! Ce monde médical que nous signalons est loin d'être homogène, puisqu'il se compose, nous l'avons dit ailleurs, de presque autant de sectes qu'il y a d'individus professant ou écrivant : on y distingue des anatomo-pathologistes purs, ou organiciens, des éclectiques, des numéristes, des chimiâtres, des mécaniciens, que sais-je encore? Eh bien! toutes ces petites sectes rivales font *chorus* avec une parfaite harmonie à l'égard de la fièvre typhoïde. On dirait qu'elles ont adopté ce terme banal comme un terrain neutre, ou comme un port de refuge pour abriter leur commune ignorance en fait de pyrétologie. Notez bien, toutefois, qu'il n'y a unanimité que sur la dénomination de la maladie ; dès qu'il est question du traitement, il y a divergence parce qu'il y a concurrence ; on se sépare, et chacun rentre dans son individualisme : c'est à qui fera paraître un plus grand nombre de fièvres typhoïdes guéries par son procédé, par sa méthode propre et particulière, méthode qui ne lui a pas été enseignée, entendez-le bien, mais qu'il a inventée ; c'est là le point capital. Après avoir unanimement reconnu, ou du moins proclamé que la maladie typhoïde est toujours de même nature, on la traite par les moyens les plus opposés : celui-ci par la *saignée coup sur coup*, celui-là par les purgations à outrance, un troisième par les chlorures, un autre, enfin, par rien, ou par des riens !...

Ne croyez pas que des médications si opposées correspondent à diverses indications, déduites de telles ou telles circonstances de la maladie ; non, non, ce n'est pas ainsi que les *typhoïdiens* comprennent la médecine. La science des indications thérapeutiques, qui est, à vrai dire, toute la médecine pratique, cette science que les grands médecins épidémistes de tous les siècles, depuis Hippocrate jusqu'à Sydenham, de Haën et Stoll, ont élevée si haut, n'existe pas pour nos modernes typhoïdiens. *Ils ont changé tout cela*, et pour dernier terme de leurs progrès, ils sont descendus jusqu'à l'empirisme pur et simple, tel qu'il a dû exister dans l'enfance de l'art. Demandez à l'un de ces docteurs la raison de sa préférence exclusive pour la saignée, pour les purgatifs ou pour toute autre médication, il vous répondra par des chiffres... Et Dieu sait ce que valent les chiffres appliqués à des unités thérapeutiques (1)! Toujours est-il qu'à défaut de raisonnement ou de démonstration pratique, chacun a sa statistique toute prête pour prouver l'excellence de sa méthode.

C'est ainsi que le *rationalisme*, en se substituant à la tradition, au lieu de s'appuyer sur elle pour le développement progressif de l'art médical, n'a produit que l'anarchie et le chaos.

Si maintenant on pouvait supputer les MILLIERS DE VIES HUMAINES, qui, tous les jours et à toute heure, sont compromises dans ce chaos de la médecine pratique, on reconnaîtrait avec effroi que le typhoïdisme est le fléau le plus meurtrier de notre temps :

Quidquid delirant medici *plectuntur achivi.*

D'après les relevés statistiques des registres de l'état civil, publiés par M. Carnot, et soumis en ce moment à l'examen d'une commission de l'Institut, la mortalité de la jeunesse a *doublé* depuis 1800. La proportion des morts aux malades *militaires* a aussi *doublé*. Or, cette période

---

(1) Je crois devoir rappeler à cette occasion le remarquable travail du Prof^r *Risueno d'Amador* SUR LE CALCUL DES PROBABILITÉS, APPLIQUÉ A LA MÉDECINE. (*Revue médicale*, cahier de juillet 1837).

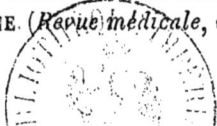

2

de 53 ans embrasse les trois règnes successifs des systèmes matérialistes que nous combattons, à savoir : l'a-
natomisme pur ou *organicisme,* le physiologisme de
Broussais, et le typhoïdisme.

Et nunc intelligite ! . . . .

Le public, ne comprenant rien à ce qui se passe, mais
souffrant cruellement des mauvais succès de la médecine
telle qu'on l'a faite, se tourne, dans son désespoir, vers
les homœopathes, les vendeurs de remèdes secrets et les
charlatans de tous les étages, qui lui promettent, du
moins, ce que la médecine à la mode ne sait ni promettre
ni donner.

Le règne du typhoïdisme est devenu l'âge d'or du char-
latanisme.

Les typhoïdiens, eux aussi, s'inquiètent de la mortalité des maladies régnantes, mortalité vraiment déso-
lante, en présence des immenses progrès de l'hygiène
publique et privée. Ils cherchent de leur côté, la cause
de cette mortalité désastreuse, et, ne pouvant la découvrir à leur point de vue, ils s'en prennent, le croirait-on,
à la vaccine ! Oui, la vaccine, cette idole du 19ᵉ siècle,
est aujourd'hui en butte à de vives attaques. On lui reproche d'abord d'être vieille, usée, et de ne préserver
de la variole que pour un temps de plus en plus court.
Si c'était là tout le mal, on pourrait, à la rigueur, y re-
médier par des revaccinations plus ou moins rapprochées,
et par le renouvellement du vaccin au moyen du cowpox,
comme on l'a déjà fait. Mais voici un reproche qui serait
beaucoup plus grave, s'il était fondé. On prétend (sans
autre preuve que des chiffres fort contestables), que la
vaccine, en empêchant l'explosion de la variole dans
l'enfance, ne détruit point le *germe inconnu* de cette
maladie, et que ce germe se développe ensuite dans l'âge

adulte, en produisant soit la variole elle-même, soit d'autres maladies fort graves. Cet argument, ou plutôt ce préjugé, est tout juste celui que les gens du peuple et les bonnes femmes ont toujours allégué contre la vaccine, depuis son apparition. Les médecins, qui s'en sont moqués jusqu'ici, voudraient-ils aujourd'hui le prendre au sérieux ?... Il est de fait que quelques médecins typhoïdiens accusent ouvertement la vaccine de multiplier la fièvre typhoïde, et qu'ils considèrent même la vaccine comme la principale cause de ce qu'ils appellent *la constitution typhoïde du siècle*. Ce serait, sans doute, un grand soulagement pour les typhoïdiens, s'ils parvenaient à faire de la vaccine leur bouc émissaire, en la rendant responsable de la mortalité des maladies régnantes. Mais cette prétention est encore purement hypothétique. Et cependant, il est déjà question de renoncer à la vaccine pour revenir à l'inoculation de la variole. Un professeur de la Faculté se montre partisan de cette réforme, et enseigne à ses élèves la pratique de l'inoculation, telle qu'il l'a expérimentée lui-même d'après les enseignements des médecins inoculateurs du siècle dernier.

Je n'ai pas l'intention d'intervenir en ce moment dans le procès qui s'instruit contre la vaccine. En attendant que la lumière se fasse sur cette question, si toutefois elle doit se faire, je ne puis me défendre d'une certaine défiance. Je crains quelque nouveau progrès rétrograde, ou *à reculons* comme le typhoïdisme ; car je ne crois pas que l'École actuelle puisse réaliser aucun progrès sérieux et utile, tant qu'elle n'aura pas abjuré ses faux principes, pour rentrer dans le giron de la médecine hippocratique ou traditionnelle, qui seule est en possession de la vraie doctrine médicale.

Voilà ce que j'avais à dire sur la propagation du typhoïdisme et sur ses résultats pratiques.

Pour ce qui est du système, considéré en lui-même
comme conception scientifique, il a eu sa raison d'être,
(comme tous les faux systèmes qui se sont succédé depuis la fin du siècle dernier) dans les exigences de la
philosophie matérialiste, dont l'enseignement médical
officiel n'a pas encore secoué le joug. C'est ce que je me
suis efforcé de démontrer, il y a une dizaine d'années, en
répondant à un honorable et spirituel confrère qui me
demandait mon opinion sur l'invasion encore assez ré-
cente du typhoïdisme. Je reproduis ici cette lettre et ma
réponse, telles qu'elles ont été publiées dans le cahier de
Juillet 1842 de la *Revue médicale*. On y trouvera une
discussion sérieuse et approfondie de la base scientifique
du nouveau système, étudié dans le seul ouvrage *ex
professo* qu'il ait produit.

— — —

A M. LE Dr CAYOL, DIRECTEUR DE LA REVUE MÉDICALE.

Un mot sur l'épidémie régnante à Paris.

MONSIEUR ET TRÈS HONORÉ CONFRÈRE,

Les remarques si judicieuses et si frappantes que vous
avez publiées récemment sur l'épidémie d'Avignon et de
Strasbourg m'ont encouragé à vous adresser quelques
mots sur l'épidémie régnante à Paris, épidémie qui a
fixé l'attention des journaux quotidiens, et qui a été dé-
signée généralement par le nom de *fièvre typhoïde*.

Je me trouvais dernièrement dans une réunion de médecins d'hôpitaux et de praticiens de la ville, où s'agi-
taient quelques questions relatives à cette épidémie;
j'apprenais que, dans tel hôpital , sur deux cent trente
malades, on comptait jusqu'à soixante individus affectés

de *fièvre typhoïde* ; que, dans tel autre service, où un grand nombre de ces fièvres étaient aussi en traitement, on n'avait pas eu, dans le cours d'un mois tout entier, *un seul décès* à déplorer ; je recueillais de la bouche d'un autre médecin d'hôpital que cette *fièvre typhoïde* se terminait *toujours* en effet d'une manière heureuse, si on se bornait à la médecine expectante ; mais que la médecine active, et notamment les émissions sanguines, étaient fort nuisibles ; un autre praticien ajoutait toutefois que les laxatifs lui avaient paru utiles.... Tous s'accordaient, d'ailleurs, à désigner la maladie régnante par le nom de *fièvre typhoïde.*

Mais, quoique ce nom ait été mis à la mode par une école qui se contente volontiers de *mots* au lieu de *chose*, ne conviendrez-vous pas avec moi qu'il est on ne peut plus mal choisi, et, en particulier, qu'il ne saurait s'appliquer à l'épidémie régnante ?

En quoi consiste, en effet, cette épidémie ? En fièvres provoquées par les chaleurs inaccoutumées d'un été à température presque constante, qui a amené le développement de maladies analogues à celles qui règnent dans les pays chauds. Or, ces fièvres (la plupart bénignes, comme il a été dit ci-dessus), ne revêtent que très-rarement la forme stupescente ou *typhoïde* (si l'on veut à toute force rappeler une des formes symptômatiques signalées par *Hippocrate*), mais ont tantôt la forme bilieuse, tantôt la forme muqueuse ou catarrhale, quelquefois même la forme inflammatoire, rarement la forme ataxique ; chez plusieurs sujets le type rémittent, mais presque jamais la forme adynamique ou putride grave, qui est celle précisément à laquelle conviendrait le moins mal le nom *typhoïde*. Toutes ces formes tiennent évidemment au mode de réaction individuelle, qui, sous l'impression d'une cause générale, se manifeste par des phĕnomènes variables, suivant que c'est le système sanguin, le système nerveux, l'appareil muqueux, ou le système digestif qui réagissent principalement contre le trouble déterminé par cette cause.

Ainsi, j'ai moi-même, dans mon service de maladies de la peau à l'hôpital Saint-Louis, plusieurs individus atteints par l'épidémie. Chez les uns, il ne s'est montré qu'une fièvre presque *éphémère*, et qui se termine par des sueurs, dans l'espace de trois ou quatre jours ; chez d'autres, la fièvre a pris la forme *catarrhale :* il y a eu de la toux, des nausées, un peu de dévoiement avec enduit blanchâtre de la langue. Chez un autre, la forme *ataxique* est caractérisée par de l'agitation, du délire, la paralysie de la vessie, des paroxysmes irréguliers (avec constipation, langue naturelle), etc. En ville, je soigne en ce moment le mari et la femme, pris tous deux à la fois de fièvre à forme inflammatoire et à type franchement rémittent chez le mari ; à forme catarrhale très-prononcée chez la femme..... Tous deux offrent dans leur constitution et leurs habitudes un ensemble de circonstances qui expliquent très-bien cette différence.

N'est-il donc pas sage de conserver les noms classiques de ces diverses formes de fièvres, plutôt que de les réunir et de les confondre toutes sous un seul nom, qui, précisément, dans l'épidémie actuelle, se trouve celui qui est le plus impropre et le moins applicable ?

N'y a-t-il pas un grand avantage, sous le rapport thérapeutique, à conserver des dénominations qui, à elles seules, présentent une indication thérapeutique ? N'a-t-on pas déjà, avec raison, expliqué par une fausse application du nom de *fièvre typhoïde* les prétendus succès de ces statisticiens qui ont publié des relevés où la mortalité à peu près nulle d'une pareille fièvre était attribuée à une méthode de traitement particulière ? Si vous me permettez à cette occasion d'ajouter encore un mot sur le traitement de l'épidémie actuelle, je vous dirai en terminant, que, tout en reconnaissant avec la plupart de mes collègues que la médecine expectante était la meilleure dans cette épidémie, cependant j'ai eu aussi recours avec succès au sulfate de quinine dans le type rémittent (ordinairement sans frisson au début du paroxysme), et dans la forme ataxique, et à quelques émissions sanguines dans la forme inflammatoire.

Je m'estimerais heureux, monsieur et honoré confrère, si cette courte lettre excitait en vous le désir de développer dans un de ces articles si sobres de mots et si pleins de choses, dont vous avez le secret, la réfutation que je n'ai fait qu'indiquer, de la doctrine (si toutefois cela peut s'appeler une doctrine!) des prétendus éclectiques de notre époque.

Agréez, etc.   GIBERT.

Paris, le 25 juillet 1842.

RÉPONSE.

Coup d'œil philosophique sur ce qu'on appelle fièvre typhoïde.

MONSIEUR ET HONORÉ CONFRÈRE,

Permettez-moi de vous dire avec ma franchise provençale que vous vous donnez les airs d'un *agent provocateur*. Votre lettre est certainement très-provocante; elle est même un peu compromettante. Vous voulez que je vous parle de la fièvre typhoïde.... Hélas! vous savez bien, ou à peu près, ce que j'en pense: c'est vouloir que je porte la main dans une plaie vive, que je découvre les misères, que je mette à nu les infirmités de l'école matérialiste, anatomique, anatomo pathologique, physiologique, organique, éclectique, comme il vous plaira de l'appeler ; car c'est tout un.

Il n'existe, en dernière analyse, pour la science zoologique en général, comme pour la médecine en particulier, que deux écoles :

L'une qui considère les organes sains ou malades comme les instruments de la vie ; les maladies comme des réactions ou fonctions anormales de l'organisme ; et les altérations organiques comme des effets et des résultats éventuels de ces réactions ou fonctions anormales ; c'est la nôtre, c'est l'école vitaliste ou spiritualiste.

L'autre, qui cherche et prétend découvrir dans les organes, dans leur contexture, dans les molécules dont ils se composent, et dans leurs altérations matérielles, la raison, le *pourquoi* de la vie, et de tous les phénomènes physiologiques et pathologiques par lesquels elle se manifeste : c'est l'école anatomique ou matérialiste, avec toute sa synonimie que vous connaissez.

Cette école, fille surannée du *philosophisme* du siècle dernier, n'a plus maintenant de point d'appui dans la philosophie générale, qui est sortie enfin de l'ornière matérialiste pour se placer dans de plus hautes régions intellectuelles ; mais elle a su trouver son point d'appui dans un esprit de coterie et d'*admiration mutuelle*, qui lui a fort bien réussi dans ces derniers temps. Habile à profiter des circonstances politiques, elle s'est installée dans toutes les chaires, dans toutes les positions scientifiques, et s'est assuré ainsi le monopole de l'enseignement public de la médecine, dont elle ferme soigneusement l'entrée à quiconque n'est pas de ses adeptes. Tout travail intellectuel l'offusque, lui déplait, et provoque de sa part un mouvement de répulsion ; elle ne connaît et n'apprécie que le travail matériel et les chiffres.

S'agit-il, dans un concours, d'écarter un homme d'esprit et de véritable science, qui lui fait ombrage par l'indépendance de son caractère, ou qui s'est permis de donner quelque essor à sa pensée, hors du cercle étroit de l'*anatomisme*, soyez tranquille ; elle aura bientôt découvert, parmi ces compétiteurs de profession qui foisonnent dans tous les concours, quelque médiocrité bien et duement constatée, qu'elle adoptera et qui deviendra son homme *ipso facto*, cet homme eût-il du ridicule par dessus la tête:

Dignus, dignus est intrare in nostro docto corpore !

Le choix, en pareil cas, n'est jamais douteux : on peut presque toujours le prévoir et l'annoncer d'avance.

La coterie n'aime pas notre *Revue médicale*, et pour cause ; elle la lit en cachette , en profite autant qu'elle le peut, mais n'en parle jamais ; c'est là sa tactique. Il y a longtemps qu'elle nous a mis à l'*index*. Que sera-ce donc s'il nous faut revenir sur le chapitre de la *fièvre typhoïde* ?

Vous auriez dû charitablement me rappeler, mon cher confrère (attendu que je l'ai oublié, et que je n'ai pas le courage de le rechercher), quel est l'inventeur de cet heureux mot de *fièvre typhoïde*, devenu en peu d'années si banal, si populaire. C'est sans doute un des hommes les mieux casés dans la coterie ; et je gagerais, avant de le connaître, que cette invention lui a valu, pour le moins, le grade d'officier de la légion-d'Honneur, ou quelque place lucrative à la cour du Roi citoyen ; car ces messieurs s'entendent à faire fructifier leur travail ; et l'on sait, de plus, que nos gouvernants sont très magnifiques à l'égard de la susdite coterie. Quoi qu'il en soit, voici ce que je puis vous dire et du *mot* et de la *chose*.

. Aussi longtemps que l'École anatomique eut une tête, bien posée sur les larges épaules de Broussais, cette école se soutint à la hauteur d'une doctrine. En poussant jus- qu'à ses dernières limites le système de la localisation des maladies, en rapportant à l'irritation de la membrane muqueuse gastro-intestinale tous les phénomènes des fièvres dites *essentielles* ou *primitives*, le célèbre réfor- mateur avait résolu à sa manière, et d'après des princi- pes bien déterminés, la grande question des fièvres, qui est le point culminant de toute doctrine médicale.

Broussais mort, on put dire de l'École anatomique : Plus de tête, plus de doctrine.

On pouvait même le dire plusieurs années auparavant ; car Broussais, vous le savez, avait survécu à sa doc- trine.

Il y avait, d'ailleurs, scission dans le camp matérialiste. La coterie actuelle, qui déjà se remuait beaucoup, était dans ce camp ce que sont en politique les *Doctrinaires*, ainsi nommés parce qu'ils n'ont pas de doctrine, et qu'ils se regardent cependant comme seuls capables de gouver- ner. Elle refusait de reconnaître Broussais pour son légi- time chef ; elle reniait la bannière du *physiologisme*, parce qu'elle avait la prétention d'être elle-même une école *anatomo-pathologique, organique, éclectique*, que sais-je encore ?

Cependant, le système de la *gastro-entérite* n'ayant plus cours, l'immense question des fièvres n'avait plus de solution, et retombait de tout son poids sur la débile école qui avait voulu se substituer à Broussais.

L'embarras était grand. M. Andral, qui publiait alors une seconde édition de sa *Clinique médicale,* ne sachant

plus que faire des fièvres, les retranchait de son ouvrage.

« *Les progrès de la science,* disait-il dans sa préface,
» m'ont engagé à ne pas consacrer, comme dans l'édi-
» tion précédente, un volume spécial aux fièvres. »

Singuliers progrès que ceux-là ! Encore quelques
progrès de ce genre, et la science médicale pouvait être
réduite à *zéro.*

« Cependant, ajoutait M. Andral, j'ai conservé avec
» soin toutes les observations que renfermait ce volume ;
» mais je leur ai donné une autre place. J'ai rangé les
» unes parmi les observations relatives aux *maladies*
» *de l'abdomen,* et les autres parmi celles relatives aux
» *maladies des centres nerveux.*

On voit, par ces paroles timides et embarrassées, que
le jeune professeur avait retenu un lambeau du système
de la gastro-entérite, puisqu'une partie seulement de son
volume des fièvres rentrait dans les *maladies de l'abdo-*
men. On voit aussi qu'il essayait de coudre ce lambeau
de système avec une fraction d'idée appartenant à une
doctrine tout opposée ;

Unus et alter assuitur pannus.....

Cette position n'était pas tenable, comme je crois
l'avoir démontré dans le temps (1).

On ne voulait plus se servir, pour désigner la fièvre
en général, du mot *gastro-entérite,* parce qu'il rappelait
la domination de Broussais, et qu'on craignait de paraître appartenir à cette école : c'était un parti pris dans la
coterie d'élever autel contre autel, de faire une école à
part, ou même plusieurs écoles ; car, en définitive, chacun voulait avoir la sienne. Vous vous rappelez, mon

---

(1) *Revue médicale,* tome Ier, de 1830, page 533.

cher confrère, comment la verve sarcastique de Broussais châtiait ces ridicules prétentions.

Les mots *dothinentérie, entérite folliculeuse, exan-
thème intestinal,* etc., n'étaient pas assez souples, assez
élastiques pour embrasser la généralité des fièvres : il
fallait donc un nouveau mot ; on se rejeta sur la dénomination banale de *fièvre typhoïde* ; et, ensuite, pour
écarter de plus en plus cette image de fièvre, toujours
importune, on ne dit plus seulement *fièvre,* mais *maladie* ou *affection typhoïde* (1).

Rare et sublime effort de l'imaginative !!

Le mot typhus, en grec τυφος, signifie proprement
stupeur ; Hippocrate, et beaucoup d'auteurs après lui,
ont donné le nom de *typhus* ou de fièvre typhode à certaines fièvres continues graves, dont la stupeur est le symptôme prédominant et caractéristique. Mais la dénomination de *fièvre* ou *maladie typhoïde,* appliquée aux fièvres
continues en général, ne caractérise que le désordre des
idées et l'absence de doctrine médicale.

Qu'est-ce, en effet, qu'une fièvre ou une maladie qui
ressemble au typhus, et qui n'est pas cependant le typhus ? Je comprends à merveille la *varioloïde,* par exemple, maladie éruptive qui a plus ou moins de ressemblance avec la variole. Je vois de part et d'autre des pus-
tules qui ont une forme, une couleur, un mode de développement ; je les compare sous ces divers rapports,
et je juge s'il y a identité ou seulement ressemblance.
Mais il m'est impossible de concevoir quelque chose qui
ressemble à la stupeur, et qui n'est pas la stupeur. Il n'y
a plus ici ni forme, ni couleur, ni mode de développe-

---

(1) *Voir* notamment les leçons de *Clinique médicale* de M. Chomel sur la fièvre *typhoïde,* et l'ouvrage de M. Louis, ci-après cité.

ment, ni rien enfin à comparer ; il n'y a plus de terme de comparaison : il s'agit d'un phénomène simple, et toujours identique, quel que soit son degré d'intensité.

Expliquez-vous donc, Messieurs de l'école anatomique : Y a-t-il ou n'y a-t-il pas stupeur dans toutes ces fièvres si diverses, si disparates, que vous englobez si arbitrairement, j'allais dire si ridiculement, dans la dénomination de fièvre ou affection typhoïde ? S'il n'y a pas stupeur, comment peuvent-elles ressembler au typhus ? et s'il y a stupeur, pourquoi ne pas les appeler typhus ou fièvres typhodes ?

C'est que le préjugé matérialiste est là avec ses exigences ; c'est que, n'ayant pu parvenir à caractériser la fièvre d'une manière satisfaisante par un fait anatomique, on n'ose pas la caractériser ouvertement par un phénomène vital, comme la stupeur : on craindrait de paraître trop vitaliste ; et puis, enfin, c'est qu'il serait par trop ridicule d'imposer le nom de typhus à une foule de maladies insignifiantes, d'états fébriles sans gravité et sans portée, qui ne ressemblent pas plus à la véritable fièvre typhode, au typhus des camps et des hôpitaux, qu'une piqûre de puce ne ressemble à une attaque d'apoplexie.

Le mot grec ειδος forme, apparence, se présentait à souhait pour changer par l'addition d'une seule lettre la signification trop positive du mot typhode ; on en a fait ainsi le mot *typhoïde*, qui, n'exprimant qu'une vague analogie, a pu s'appliquer d'une manière moins choquante à toutes les fièvres qu'on désespérait de pouvoir caractériser par des lésions locales.

Un homme, cependant, s'est rencontré, d'une ténacité d'esprit peu commune, et d'une patience infatigable, qui n'a pas désespéré, lui, de découvrir le caractère anatomique de la *maladie typhoïde*, c'est-à-dire, comme il l'entend, de la fièvre continue en général.

Fort de sa conscience anatomique, de ses yeux, de ses mains, de son scalpel, il s'est imposé la tâche la plus rude, et surtout la plus fastidieuse qu'aucun médecin, peut être, ait jamais accomplie *dans l'intérêt de la science.*

Durant six années consécutives, il s'est assujetti à recueillir, et à soumettre à ce qu'il appelle une *analyse numérique*, les observations détaillées de toutes les maladies aiguës qui ont été reçues à l'hôpital de la Charité dans les salles de M. Chomel; et cela dans le dessein préconçu de mettre en parallèle et de comparer les *ma-ladies aiguës typhoïdes* avec les *maladies aiguës non typhoïdes*, tant sous le rapport des lésions organiques que sous le rapport des symptômes (1).

On voit déjà, que, pour établir son champ d'observation, M. Louis pose en fait ce qui est en question, et qu'au lieu de prendre son point de départ dans les réa-lités, il se trace une ligne imaginaire. Quoi de plus singu-lier, en effet, quoi de plus arbitraire et de plus fantastique, qu'une division *à priori* de toutes les maladies aiguës en *typhoïdes* et non *typhoïdes*? C'est vouloir trancher la question des fièvres avec un mot insignifiant et de nulle valeur : il est impossible, ce me semble, d'imaginer une confusion plus complète de toutes les idées médica-les.

Poursuivons cependant. Voilà donc quelques centai-

_____

(1) Recherches anatomiques, pathologiques et thérapeutiques sur la maladie connue sous les noms de fièvre typhoïde, putride, adyna-mique, ataxique, bilieuse, muqueuse, gastro-entérite, entérite folli-culeuse, dothinenterie, etc., comparée avec les maladies aiguës les plus ordinaires : par P.-C.-A. Louis, médecin de l'Hôtel-Dieu, etc., deuxième édition, Paris, 1841, 2 vol. in-8°.

nes de maladies aiguës de tout genre, avec accompagne-
ment de cent trente-trois ouvertures de cadavres, minu-
tieusement décrites et exactement enregistrées. Il s'agit
d'abord de partager toutes ces maladies en deux catégories, de les aligner sur deux colonnes parallèles dans le
registre, d'en composer, vaille que vaille, deux *unités*,
pour avoir les éléments d'une comparaison binaire.

Que fait pour cela M. Louis ? Il commence par faire
un triage des péripneumonies, des pleurésies, des angi-
nes, des érysipèles, des apoplexies, des hydrocéphales
aiguës, des ramollissements du cerveau, en un mot, de
tout ce qu'il nomme *maladies aiguës inflammatoires*.
Il y a ajoute les maladies *éruptives*, variole, rougeole,
scarlatine, etc. Et, de tout cela réuni, il compose sa catégorie des *maladies aiguës non typhoïdes*.

Tout ce qui reste après ce triage, tout ce qui n'est ni
maladie aiguë inflammatoire, ni maladie éruptive, appar-
tient en masse à la *fièvre typhoïde*.

C'est ainsi que se trouvent constituées les deux catégories, les deux *unités* nosographiques, dont la comparaison, symptôme par symptôme, organe par organe, lésion
par lésion, au moyen de l'*analyse numérique*, doit conduire à la découverte du *caractère anatomique* de la
fièvre typhoïde, ou, en d'autres termes, du *siége et de
la nature* de cette maladie.

Vit-on jamais, je vous le demande, mon cher confrère,
deux *unités* ainsi faites ? ne semble-t-il pas qu'on ait
voulu parodier une admirable loi de la nature, l'*unité
dans la variété*, qui certes n'avait rien à démêler dans
cette affaire ?

Si, du moins, ces deux unités si multiples, composées
d'un si grand nombre d'individualités pathologiques si
diverses et si complexes, étaient bien réellement distinc-

tes et séparées l'une de l'autre, s'il y avait entre elles une
ligne de démarcation aussi nette, aussi tranchée, ou à
peu près, que celle que M. Louis a dû tracer avec sa
plume ou son crayon entre les deux colonnes de son registre, on pourrait, à la rigueur, espérer quelques résultats des comparaisons qu'il se propose ; mais la moindre
réflexion suffit pour montrer qu'il n'en est pas ainsi,
qu'il en est même tout autrement.

Qui pourrait croire, par exemple, que, dans la catégorie des *fièvres typhoïdes*, quelque soin qu'ait mis M. Louis
à faire son triage, il ne se soit pas glissé, ne fût-ce que
comme incident ou complication, quelques *maladies
aiguës inflammatoires*, ou quelques autres maladies *non
typhoïdes* ? Si quelqu'un avait pu le croire, il serait aisément désabusé par les propres observations de l'auteur.
On voit, en effet, par les détails et les résumés de ses *au-
topsies* , que, dans dix-neuf cas de *fièvre typhoïde*, il y
avait *splénisation* ou *carnification* du poumon ; que d'autres sujets avaient des tubercules pulmonaires, et qu'en
somme, sur quarante-cinq morts de *fièvre typhoïde*,
quinze seulement avaient les poumons sains , dix-neuf
avaient des épanchements de liquide dans les plèvres ;
chez beaucoup d'autres on observait une injection considérable de la pie-mère ; chez quelques-uns, des fausses
membranes albumineuses à la surface du cerveau, ou des
ramollissements partiels de la substance cérébrale, etc.

Qu'après cela M. Louis s'appesantisse sur des subti-
lités anatomiques sans fin, pour prouver que telle ou telle
de ces diverses lésions n'était pas précisément semblable
à celles qu'on rencontre chez des sujets morts de *maladies aiguës non typhoïdes*, ou que telle autre avait fort
peu d'importance....... nous savons à quoi nous en tenir sur la valeur de pareils faits ; nous avons fait aussi

des ouvertures de cadavres, et en très-grand nombre, et depuis bien des années....... M. Louis aura beau dire : la remarque subsiste et subsistera.

Et, dans la catégorie des maladies *non typhoïdes*, n'y aurait-il pas aussi un peu de mélange ? Serait-il possible que parmi tous ces péripneumoniques, ces angineux, ces scarlatineux, ces apoplectiques, et surtout parmi ceux qui ont succombé après de longues maladies, il n'y ait pas eu bon nombre de fièvres tout aussi *typhoïdes* que celles qui figurent dans l'autre catégorie ? Non, cela n'est pas possible ; j'en appelle au bon sens et à l'expérience de tous les médecins praticiens.

Et, parmi les malades qui ont guéri dans les deux catégories, ne peut-on pas légitimement supposer plus de mélange encore que parmi les autres ?

Qu'on pèse bien toutes ces remarques, qu'on suppute, s'il est possible, d'après quelques données approximatives qui peuvent être aisément déduites de ce qui précède, les innombrables sources d'erreurs qu'on verra sourdre de tous côtés dans un si mauvais terrain, et qu'on me dise s'il n'y a pas là tous les éléments d'un véritable *gâchis* ? Pardonnez-moi cette expression : je n'en trouve pas d'autre qui rende aussi bien ma pensée.

M. Louis, sans s'embarrasser de ces difficultés, auxquelles il ne paraît pas même songer, poursuit imperturbablement son travail.

Dans la première partie, il présente dix-huit belles observations de *fièvres typhoïdes* qui doivent servir en quelque sorte de type et de terme de comparaison. Chacune de ces observations est complétée par la description bien détaillée de l'ouverture du cadavre, suivie de quelques réflexions et commentaires tant sur les symptômes que sur les altérations organiques. Dans toutes on

constate une altération des follicules agminés, connus
sous le nom de glandes de Peyer ou *plaques elliptiques*
de l'intestin grêle, qui sont plus ou moins rouges, tumé-
fiées, molles ou dures, ulcérées ou non ulcérées, suivant
le degré d'intensité de la lésion. On constate aussi des
altérations correspondantes des glandes mésentériques,
plus ou moins volumineuses, rouges ou bleuâtres, indu-
rées ou ramollies, et quelquefois suppurées, surtout vers
l'extrémité de l'iléum, près du cœcum, etc.

  La seconde partie, intitulée *Description générale des
organes,* comprend la description successive et comparative de tous les viscères, chez les sujets morts d'*affection
typhoïde,* et chez ceux qui ont succombé à d'autres maladies aiguës. Il est bien entendu que l'on procède toujours par la voie de l'*analyse numérique,* qui consiste à
faire des relevés arithmétiques de chacune des altérations de couleur, de volume, de consistance, de tex-
ture, etc., qu'on observe dans chaque viscère, et à comparer les relevés entre eux, de manière à déterminer la
fréquence relative de chacune de ces altérations dans les
deux catégories. L'auteur passe ainsi en revue, dans autant d'articles séparés qui remplissent plus de trois cents
pages, non seulement tous les organes les plus importants
comme les plus minimes, mais encore toutes leurs ap-
partenances et dépendances: il n'oublie rien, pas même
les excréments contenus dans le gros intestin, dont il
enregistre soigneusement la quantité, la couleur et la
consistance, afin de pouvoir dire d'une manière précise
combien de fois liquides, combien de fois mous ou solides,
combien de fois verts, combien de fois jaunes, etc., dans
les *maladies typhoïdes,* et puis comparativement dans les
maladies non typhoïdes. Par ce détail, on peut juger de
beaucoup d'autres: *ab uno disce omnes.*

La conclusion de tous ces relevés arithmétiques, de toutes ces additions, de toutes ces comparaisons, comme on pouvait le prévoir, c'est qu'on trouve l'*altération des plaques elliptiques de l'intestin grêle* chez les sujets morts de *fièvre typhoïde*, et qu'on ne la trouve pas chez ceux qui sont morts d'autres maladies aiguës, de *maladies non typhoïdes*. On rencontre bien chez ces derniers des ulcérations dans les intestins, même avec tuméfaction et rougeur des glandes mésentériques; mais ces ulcérations n'affectent pas précisément les *plaques elliptiques*; et vous concevez la grande différence! N'allez pas confondre, dans votre pratique, des maladies d'une *nature* aussi dissemblable: cela pourrait être sérieux, entendez-vous?

Ainsi donc, M. Louis a recueilli le fruit de son long et pénible labeur. Le problème est résolu; la découverte qu'il voulait faire, il l'a faite. Ecoutons-le expliquer lui-même, en ces termes, les précieux résultats de ses observations et de ses chiffres:

.....« Les plaques elliptiques de l'intestin grêle n'ayant
» offert d'altération que chez les sujets morts de l'affec-
» tion typhoïde, cette altération ayant été constante, or-
» dinairement très-grave, toujours développée suivant la
» même loi, que la mort soit arrivée après huit jours de
» maladie ou après un intervalle de temps beaucoup
» plus considérable, et, dans quelques cas, pour ainsi
» dire, la seule lésion, il faut non seulement la considé-
» rer comme *propre à l'affection typhoïde, mais comme
» en formant le caractère anatomique*, ainsi que les tu-
» bercules forment celui de la phthisie, quelle que soit
» d'ailleurs la cause qui ait excité leur développe-
» ment .... (1).»

_____

(1) Ouvrage cité, tome premier, p. 199.

Ici se termine pour nous, à vrai dire, l'ouvrage de M. Louis, qui nous a paru déjà assez long, bien que nous ne soyons pas encore à la fin du premier volume, tout ce qui suit n'ajoutant aucune certitude à la démonstration précédente, qui seule nous intéresse.

Dans la troisième partie, qui a pour titre *Description des symptomes*, l'infatigable auteur exécute, pour tous les symptômes des maladies aiguës, *typhoïdes* et non *typhoïdes* le même travail d'analyse numérique comparative qu'il a fait précédemment pour les altérations organiques. Quatre cents mortelles pages lui suffisent à peine à enregistrer une multitude infinie de détails plus ou moins minutieux, et souvent tout-à-fait oiseux, de faits pathologiques ou séméiologiques isolés, morcelés, puis distribués en séries arithmétiques, qui ne peuvent ni frapper l'esprit ni se fixer dans la mémoire, parce qu'ils sont dépourvus de toute cohésion logique. Avec une pareille méthode, l'observation de l'homme vivant est plus sèche, plus stérile et plus fastidieuse que celle du cadavre, attendu qu'elle se prête moins à l'isolement et au morcellement des faits: au lieu d'une suite de tableaux vivants et animés, l'étude des maladies ne présente plus qu'une lettre morte.

Je ne suivrai pas l'auteur sur le terrain de la séméiologie, ce qui serait sans utilité aucune pour l'objet que je me propose. Il m'est impossible, toutefois, de quitter cette partie du livre sans exprimer encore une réflexion. Qu'on fasse pour soi-même un travail de ce genre, qu'on recueille des notes minutieuses, qu'on les chiffre, qu'on les analyse d'une manière ou d'une autre, rien de plus naturel : chacun a sa manière de travailler ; et, pourvu que vous arriviez à quelques résultats utiles, personne ne vous demandera compte des moyens par lesquels vous

les aurez obtenus. Mais livrer à l'impression un fatras de
notes et de chiffres, composer avec cela de gros volumes,
n'est-ce pas vendre au public, un peu trop chèrement, la
confidence de vos études, surtout quand ce public se
compose en grande partie de jeunes élèves, qui ont, en
général, besoin d'une grande économie de temps et d'ar-
gent. Si M. Louis, par exemple, s'était contenté de pu-
blier tous les résultats de ses *recherches* sur la fièvre typhoïde, en les appuyant d'un certain nombre d'observations choisies, et en expliquant ses procédés d'*analyse
numérique*, afin que chacun pût les vérifier et s'en servir au besoin, son ouvrage eût été certainement tout
aussi instructif, et plus facile ou moins difficile à lire.
Lorsque la maison est bâtie, on fait disparaître ordinairement l'échafaudage, à moins qu'on ne veuille le laisser
en place pour cacher quelques défectuosités de la cons-
truction. Je reviens maintenant à la grande découverte
des *plaques elliptiques,* qu'il est temps d'apprécier et
de réduire à sa juste valeur.

Il y a dans cette découverte deux choses à considérer :
le fait anatomique et l'induction médicale.

1° FAIT ANATOMIQUE. Depuis qu'on a fait des ouvertures
de corps avec quelque soin, et surtout depuis que les derniers systèmes ont appelé l'attention des pathologistes
sur le canal intestinal, rien de plus commun que de
rencontrer dans les intestins des ulcérations plus ou moins
nombreuses et plus ou moins larges, quelquefois super-
ficielles, et d'autres fois assez profondes pour causer la
perforation de l'intestin, accident funeste, mais heureusement assez rare, qui est toujours suivi d'une péritonite
sur-aiguë et nécessairement mortelle. Elles peuvent affec-
ter les cryptes muqueux isolés de Brunner et les follicules
agminés de Peyer (*plaques elliptiques*) comme les autres

parties de la membrane muqueuse. On en trouve non-
seulement chez les sujets morts de maladies aiguës, mais
aussi chez ceux qui ont succombé à des maladies chroni-
ques, et notamment chez les phthisiques.Ces ulcérations
tiennent à des causes très diverses dont je n'ai pas à m'oc-
cuper en ce moment. Quelques-unes paraissent être primitives ; d'autres sont évidemment le résultat d'exanthê-
mes intestinaux. Elles guérissent en général avec facilité,
lorsque les causes qui les ont produites ne subsistent plus,
à en juger du moins par les cicatrices qu'on rencontre
assez souvent dans les intestins, et par le rapprochement
de divers faits pathologiques bien connus.

Tout cela est du domaine public. Voici maintenant le
FAIT NOUVEAU, dans toute son immensité, mais réduit
cependant à sa plus simple expression.

M. Louis se présente, son livre à la main, et dit (1) :

« Regardez bien ces cryptes muqueux, ces petites glan-
dules presque imperceptibles dans l'état normal, qu'on
connaît sous le nom de glandes de Peyer, et que je
nomme habituellement *plaques elliptiques de l'intestin
grêle*. Ces infiniment petits organes, qui sont restés si
longtemps inaperçus malgré leur agglomération, et aux-
quels on ne saurait attribuer d'autres fonctions que de
sécréter un peu de mucus, sont appelés, désormais, à
jouer un grand rôle, le premier rôle, sans contredit, dans
la pathologie. Ils ont bien plus d'importance, je ne dirai

---

(1) Ce qui suit, bien que renfermé dans des guillemets, n'est pas
littéralement extrait de l'ouvrage de M. Louis ; mais c'est un résumé
analytique dont je garantis la scrupuleuse exactitude ; si ce ne sont
les paroles, c'est toujours exactement le sens de l'auteur. La meilleure
manière de réfuter un faux système, c'est de le mettre à nu, en le
dévêtissant de tout cet appareil scientifique, ou prétendu tel, qui ne
sert trop souvent qu'à cacher des erreurs ou même des absurdités.

pas physiologiquement, mais pathologiquement, que le foie, que la rate, que les poumons, que le cerveau lui-même ; car j'ai découvert qu'ils sont *le siége* de toutes ces maladies si nombreuses, si variées, si fatales à l'espèce humaine, si décourageantes pour la médecine, qui se reproduisent sous tant de formes dans les épidémies, qui ont exercé la sagacité des plus grands génies depuis Hippocrate jusqu'à nos jours, de ces maladies, enfin, qu'on appelait, si mal à propos, *fièvres primitives* ou *essentielles.* »

» (1) On ne saurait s'appuyer de l'autorité des an-
» ciens, dans les questions relatives au siége des maladies,
» vu que ces questions ne peuvent être éclairées que par
» la comparaison des symptômes avec les lésions, et que
» les anciens ignoraient l'anatomie pathologique. — Et pour ce qui est des modernes, tous leurs travaux jusqu'ici n'avaient pas éclairci beaucoup la question des fièvres. Pinel avait divisé cette grande classe de maladies en six ordres, qu'il distinguait par les noms de fièvre inflammatoire, fièvre bilieuse, fièvre muqueuse, fièvre adynamique, fièvre maligne ou ataxique, et fièvre adéno-nerveuse ou peste. L'illustre auteur de la *doctrine physiologique* considérait toutes ces fièvres comme des *gastro-entérites...* Cependant « (2) malgré les travaux de Prost, ceux
» de MM. Petit et Serres, de M. Bretonneau et de quel-
» ques autres contemporains célèbres, on était loin de
» s'entendre, au moment de la publication de mes recher-
» ches, sur ce qu'il fallait penser des six ordres de fièvres
» de Pinel...... Aujourd'hui la confusion a cessé : on re-
» connaît que *toutes* les fièvres de Pinel, *à part la peste,*
» ne forment qu'une seule et même maladie, dont le ca-

(1) Ceci est extrait littéralement. Tome Ier page IX, en note.
(2) Extrait littéralement, tome Ier, page XV et XVI.

» ractère anatomique consiste, non dans une inflamma-
» tion de l'estomac et de l'intestin, mais dans une lé-
» sion profonde et spéciale des plaques elliptiques de
» l'intestin grêle. Ceux qui jusqu'alors avaient défendu
» avec le plus de vivacité la doctrine des fièvres ont
» abandonné leur manière de voir, et reconnu, pour la
» plupart, comme l'a fait M. Chomel (1), l'exactitude des
» faits que j'ai observés, et celle des conclusions que j'en
» ai déduites. »

« Rappelez-vous donc qu'il n'y a plus de fièvre inflammatoire, plus de fièvre bilieuse, plus de fièvre putride ni
maligne : nous avons changé tout cela ; sachez bien que
toutes les fièvres se confondent dans la dénomination de
fièvre typhoïde, attendu qu'elles ont toutes pour caractère commun *une lésion profonde et spéciale des plaques
elliptiques*. Je dis que cette lésion est spéciale, bien qu'elle
soit commune à toutes les fièvres continues, 1° parce
que je ne reconnais plus qu'une seule espèce de fièvre
continue ; 2° parce que cette lésion est le seul et unique
caractère qui les distingue des autres maladies aiguës. »
(2) Ainsi, hors l'altération des plaques elliptiques, toutes
« les lésions de la membrane muqueuse de l'intestin grêle
» observées dans les cas d'affection typhoïde existaient
» chez les individus qui avaient succombé aux autres

---

(1) M. Chomel avait en effet défendu la doctrine des fièvres contre
Broussais, mais avec des arguments si faibles, que M. Broussais se fit
un jeu de le réfuter et de le réduire au silence. M. Louis n'ignore pas
que la *Revue médicale* a aussi défendu, et continue de défendre la
doctrine des fièvres avec autant de *vivacité* pour le moins que
M. Chomel, et peut-être avec plus de succès, puisque Broussais n'a
jamais pu réfuter un seul de ses arguments ; comment se fait-il qu'il
n'en dise pas un mot ? Il a sans doute ses raisons : vous les devine-
rez.

(2) Littéralement, tome Ier, *Ibid.*, page 198.

» maladies aiguës ; la proportion dans laquelle on les observait présentait même fort peu de différence chez ces deux ordres de sujets... »

Tel est le fait anatomique sur lequel repose la découverte de M. Louis, ou plutôt qui la constitue tout entière : *Une altération spéciale des plaques elliptiques de l'intestin grêle,* caractère unique de l'*affection typhoïde,* c'est-à-dire de la fièvre en général, des six ordres de fièvre de Pinel, en un mot de toute fièvre continue qui n'est ni une phlegmasie locale, ni une maladie éruptive.

Pour que ce fait anatomique fût vrai dans la généralité qu'on lui attribue, il faudrait donc que l'altération des plaques elliptiques se trouvât dans toutes les fièvres, depuis les plus bénignes jusqu'aux plus graves, et qu'elle n'existât jamais dans des cas de phlegmasies locales ou d'autres maladies aiguës non typhoïdes. C'est ce que l'auteur prétend avoir démontré. Mais les arguments contre cette prétendue démonstration se présentent en foule, et j'en trouve plus qu'il ne m'en faut dans les propres observations de l'auteur.

Il excepte lui-même, *proprio motu,* la peste (fièvre adéno-nerveuse de Pinel), qui n'est cependant ni une phlegmasie aiguë ni une maladie éruptive. Il excepte aussi en masse la fièvre jaune, le choléra asiatique et le *typhus fever* des Anglais, attendu que, dans toutes ces maladies, qui sont pourtant bien des fièvres continues, et des plus graves assurément, les plaques elliptiques sont dans l'état naturel (1). Et il ne s'aperçoit pas que des exceptions aussi considérables ruinent son système ! Une exception plus singulière encore c'est le typhus des camps, le vrai typhus, celui qu'on doit naturellement considérer comme le prototype de la fièvre typhoïde, et dans lequel

_____

(1) *Ibid.,* I*er*, page 198.

cependant on n'a pas toujours trouvé l'altération des plaques elliptiques (1).

Ailleurs, M. Louis est obligé d'admettre une affection typhoïde *latente*, pour expliquer les cas où l'*altération spéciale* des plaques elliptiques s'est rencontrée chez des sujets qui n'avaient pas présenté les symptômes de cette maladie ; et une altération typhoïde *simulée* pour formuler les cas où tous les symptômes de la maladie ont coïncidé avec l'absence de l'altération spéciale : oubliant sans doute qu'il a dit, dans un autre endroit, que « si l'on ve-
» nait un jour à observer un fait dans lequel tous les
» symptômes *actuellement* connus de la fièvre typhoïde
» existeraient, sans que les plaques de Peyer fussent al-
» térées, il ne placerait pas ce fait parmi ceux de la fiè-
» vre typhoïde (2). »

En fait de contradiction, en voici une plus étrange. Après avoir longuement disserté sur une épidémie de *typhus fever* qui a régné à Philadelphie en 1835, et dans laquelle les ouvertures de corps, faites avec le plus grand soin, ont montré *les glandes de Peyer saines, ainsi que les glandes mésentériques,* M. Louis déclare *qu'on ne peut assigner aucun siège* à cette maladie, *qu'elle n'a jusqu'ici aucun caractère anatomique ;* « et, ajoute-t-
» il, on se trouve naturellement conduit, par cela même,
» à dire, comme M. Valleix, que le *typhus fever* pourrait
» bien être considéré comme une *fièvre essentielle* (3) ».
Oh ! oh ! vous admettez donc une fièvre *essentielle ?* Y pensez-vous ? mais alors que devient tout votre système des *plaques elliptiques,* et de la fièvre typhoïde ?

Après tant d'exceptions, tant de contradictions, tant de

---

(1) Tome II, page 311.
(2) Tome II, page 316.
(3) *Ibid.*, tome II, page 323.

pétitions de principes, ai-je besoin d'invoquer d'autres arguments ? Parlerai-je des fièvres simples et bénignes, inflammatoires ou bilieuses, qui guérissent après quelques jours de diète, et qu'il faut bien ranger cependant parmi les fièvres continues, lorsqu'elles ne présentent aucun symptôme de phlegmasie locale ni de maladie éruptive ? Dans tous ces cas si fréquents, et d'une observation journalière, faudra-t-il admettre, sur la foi de M. Louis, et contre toute vraissemblance, l'*altération spéciale des plaques elliptiques ?*

J'en ai dit assez, je pense, pour prouver surabondamment que le fait anatomique de M. Louis n'est pas vrai, dans la généralité qu'il lui attribue.

2° INDUCTION MÉDICALE. Maintenant que nous savons à quoi nous en tenir sur le *fait anatomique,* replaçons-nous un moment dans l'hypothèse de l'auteur, afin de mieux juger les inductions qu'il en tire. Admettons avec lui, comme bien constatée, l'existence d'une altération des *plaques elliptiques* dans toutes les fièvres continues, inflammatoires, bilieuses, nerveuses, etc. : s'ensuit-il nécessairement que toutes ces fièvres, si différentes par leurs causes, par leurs symptômes, par leurs tendances, par les accidents consécutifs qu'elles entraînent, et surtout par les indications curatives, soient une seule et même maladie ? Oui, peut-être, pour l'anatomiste courbé sur le cadavre et étranger à l'observation de l'homme vivant ; mais certainement non, pour le médecin qui s'occupe des maladies dans la vue de leur traitement et de leur guérison : à moins, toutefois, qu'à l'exemple de M. Louis, il ne répudie l'expérience de tous les siècles, pour faire table rase, et recommencer *ab ovo* la médecine, par la dissection des plaques elliptiques de l'intestin grêle.

Eh quoi ! parce que vous supposez dans toutes ces fiè-

vres une *lésion des plaques elliptiques*, vous ne devez
plus tenir compte des symptômes inflammatoires, bilieux,
nerveux, etc. ? tous ces symptômes si divers auront à vos
yeux la même valeur, représenteront un même état de
l'organisme ; ils n'appelleront pas votre attention sur tel
organe souffrant plutôt que sur tel autre; ils ne vous diront
rien pour le choix de la médication ? Vous aurez les yeux
stupidement fixés sur les *plaques elliptiques* ; et, en attendant que vous ayez découvert quelque spécifique contre
la lésion de ces plaques, vous n'aurez rien à faire pour
le traitement des fièvres !

　L'auteur ne recule devant aucune de ces conséquences : je puis affirmer qu'elles sont toutes implicite-
ment acceptées dans son ouvrage ; et dès lors vous pou-
vez juger l'*induction médicale* du fait anatomique ci-dessus apprécié.

　Il y a cependant dans ce livre une quatrième partie
qui a pour titre : *Du traitement,* et qui n'a pas moins de
cent-vingt pages. Ce serait peu s'il y était réellement question de la thérapeutique des fièvres ; c'est beaucoup trop
pour ne rien dire de ce qu'il importe de savoir. Cette partie se compose de sept chapitres qui traitent successivement de la saignée, des évacuants, de l'opium, des toniques, des vésicatoires et de la glace sur la tête. A propos
de chacune de ces médications, ce sont de nouveaux relevés arithmétiques, et rien de plus : sur un nombre donné de malades qui ont été les uns saignés, les autres
purgés ou traités par les toniques, par l'opium, etc., combien de morts, combien de guéris ; parmi ceux-là, combien de décès au quinzième jour, combien au vingtième,
etc., parmi ceux-ci, combien d'affections typhoïdes graves, combien de légères, et ainsi de suite jusqu'à la fin.
Et, comme il faut des unités pour une opération d'arith-

métique, on voit figurer, d'un côté, l'unité *affection ty-phoïde*, de l'autre, l'unité *saignée*, l'unité *évacuants*, l'u-nité *toniques*, etc.

Rien de tout cela ne présente l'image d'un médecin en face d'un malade : on dirait plutôt un chimiste opérant dans sa cornue sur des portions d'intestin qu'il traite successivement par divers réactifs.

Le résultat, c'est qu'on peut, suivant son goût, traiter les plaques elliptiques, autrement dit l'*affection typhoïde*, par la saignée ou par les évacuants, avec des chances à peu près égales de succès. La saignée *coup sur coup* de M. Bouillaud n'a pas marqué un bien haut degré à l'échelle numérique de M. Louis. Et, quant aux autres médications, l'arithmétique n'a rien encore décidé de bien positif sur leur degré d'utilité. On attendra de nouveaux faits et de nouveaux chiffres.

En résumé, si le *fait anatomique* sur lequel repose tout l'ouvrage n'est pas vrai, dans la généralité que l'auteur lui attribue, si d'un autre côté l'*induction médicale* de ce fait ne conduit qu'à des conséquences absurdes, que reste-t-il de la *fièvre typhoïde ?*

Rien, absolument rien, pour la médecine pratique. Il ne reste qu'un mot vide de sens dans sa banalité, à peu près comme l'*humeur peccante* d'autrefois, et qu'il faut exclure du langage médical, sous peine de perpétuer une confusion d'idées déplorable.

Pour l'anatomie pathologique, il reste une masse de faits recueillis avec une exactitude minutieuse, qui attendent un meilleur système de coordination et d'interprétation.

Les *Recherches sur la fièvre typhoïde* peuvent être citées comme une curiosité d'un nouveau genre, qui par malheur est prodigieusement ennuyeux : c'est un livre sans esprit et sans jugement, parce que l'auteur a voulu le faire ainsi. Prenant au pied de la lettre la sentence d'un sophiste célèbre, qu'il a adoptée pour son épigraphe(1), il s'est cru obligé de faire abnégation de son intelligence, et d'accepter passivement, comme des vérités démontrées, les résultats d'un mauvais système de statistique, lors même que ces résultats étaient en opposition flagrante avec la réalité des faits les plus vulgaires.

En voulez-vous quelques exemples? Je n'aurai que l'embarras du choix. N'oubliez pas que le mot *fièvre continue* ou *affection typhoïde* comprend toutes les fièvres que nous appelons encore, vous et moi, fièvres inflammatoires, bilieuses, nerveuses, etc., suivant les cas, et écoutez bien ces aphorismes de la médecine numérique :

« La fièvre continue (affection typhoïde) ne s'observe pas après l'âge de quarante ans.

» Elle n'atteint le même individu qu'une fois dans la vie... L'immunité est acquise au moyen d'une première attaque (2)...

» Elle ne dure jamais moins de quatorze jours.

» Elle est contagieuse, au moins dans les départements (3) . »

La plume tombe des mains lorsqu'il faut transcrire de pareilles choses ; et il y en a beaucoup de cette force dans le livre que j'ai sous les yeux !

Si ce livre était l'ouvrage d'un médecin obscur et sans autorité, il ne mériterait pas les honneurs d'une critique

---

(1) Je sais que la vérité est dans les choses et non dans mon esprit qui les juge, et que, moins je mets du mien dans les jugements que j'en porte, plus je suis sûr d'approcher de la vérité.   EMILE.

(2) Tome 2 page 516 116, et *alibi passim.*

(3) Ibid., page 371.

aussi sérieuse. Mais l'auteur est médecin de l'Hôtel-Dieu de Paris, et médecin en chef des épidémies du département de la Seine. Son ouvrage, imposant par son volume, par sa forme grave et scientifique, et surtout par un grand appareil de chiffres et de statistique, est préconisé dans l'enseignement de la faculté comme *un travail modèle* (1) ! On voudrait en faire un livre classique ; et, je le dis avec une sincère et profonde conviction, je ne connais pas d'ouvrage plus dangereux pour les jeunes médecins, plus propre à leur aplatir l'intelligence, à fausser toutes leurs idées, à les fourvoyer, et à les conduire jusqu'aux antipodes du vrai point de vue de l'observation médicale.

Enfin ce travail peut être considéré comme le dernier expédient, la dernière velléité doctrinale de l'école anatomique ou matérialiste. Sous ce rapport encore, la *Revue médicale* avait mission spéciale pour l'examiner sévèrement : c'était même pour elle un devoir ; et j'avoue qu'elle a à se reprocher d'avoir différé trop longtemps de le remplir. Je vous remercie de le lui avoir rappelé. Il vaut mieux tard que jamais.

Agréez, etc.   CAYOL.

Quelque temps après la publication de cette lettre le docteur Sandras lisait à la Société de médecine de Paris, un mémoire fort étendu sous ce titre : *quelques réflexions sur les fièvres typhoïdes observées à l'hôtel-Dieu* (annexe) *depuis le mois de janvier jusqu'aux premiers jours de septembre* 1844 (2). Je ne pouvais rien souhaiter de mieux

---

(1) Leçons de clinique médicale faites à l'Hôtel-Dieu de Paris (sur la fièvre typhoïde), par M. le professeur Chomel 1 vol. in-8° page 2.

(2) Ce mémoire a été publié textuellement dans la *Revue médicale* (cahiers de janvier et février 1845).

et de plus opportun que le travail de ce médecin distingué pour justifier de plus en plus ce que j'ai dit et prouvé tant de fois, que ce malheureux nom de *fièvre typhoïde*, appliqué aux fièvres continues indistinctement, ne caractérise que le désordre des idées et l'absence de doctrine médicale.

Si quelqu'un de mes lecteurs conserve encore du doute à cet égard, qu'il lise attentivement l'œuvre consciencieuse du docteur Sandras. Il verra comment un homme d'esprit et de science, une fois empêtré dans un faux système, entrevoit sans cesse la vérité à travers des barrières qui ne lui permettent pas de l'atteindre.

L'auteur manifeste d'abord, en commençant, une de ces velléités d'hippocratisme que nous signalons de temps en temps dans la *Revue médicale*, comme des indices du progrès de nos doctrines. En réfléchissant sur la constitution médicale qu'il vient d'observer, le docteur Sandras se prend à regretter *les larges aperçus du père de la médecine*, et se sent entraîné du côté de la médecine hippocratique ou traditionnelle.

Pourquoi donc résiste-t-il à cet entraînement? A-t-il de bonnes raisons pour y résister? Il ne le dit point, et son silence rappelle l'aveu si naïf du poëte : *Video meliora proboque, deteriora sequor.*

Le voila donc retombé des hauteurs de l'hippocratisme dans l'ornière sans fond du typhoïdisme. Mais là de nouvelles perplexités vont le saisir. Après avoir décrit tous les symptômes de la maladie, et toutes les altérations organiques qu'il a pu reconnaître à l'ouverture des corps, il se demande avec raison (p. 65) *ce que c'est que la fièvre typhoïde, et si c'est réellement une maladie spéciale?* Il en cherche le caractère spécifique dans les symptômes et la marche de la maladie; il ne le trouve pas.

Il le cherche dans les lésions cadavériques ; il ne le trouve pas davantage, puisqu'il est obligé de reconnaître que, *même au point de vue anatomique, la maladie est loin d'être toujours la même* (page 63). Enfin il déclare avec une admirable franchise que *tout justifie le doute* sur l'existence de la fièvre typhoïde comme maladie spéciale. Vous croyez, d'après cela, que l'auteur va abandonner le système de la fièvre typhoïde ? Point du tout ; il y persiste plus que jamais. Et pourquoi ? *Parce que*, dit-il, *au milieu de toutes ces raisons de doute, je me sens tout-à-fait un homme de notre époque et de notre siècle.....* Oh certes ! si pour être de notre époque et de notre siècle, il fallait faire le sacrifice de sa raison, et s'inféoder à des systèmes faux en théorie, et dangereux dans la pratique, j'avoue que pour mon compte j'aimerais mieux être d'une autre époque et d'un autre siècle. Mais ceci est affaire de goût. Qu'il me suffise de faire voir par cet exemple, combien est encore puissante dans nos écoles l'influence du préjugé matérialiste et rationaliste, puisque des hommes de savoir et d'expérience ne peuvent pas s'en affranchir.

A quoi serviraient désormais d'éternelles doléances sur le triste état de la médecine ? Il est temps d'en finir avec les débris informes des systèmes matérialistes qui encombrent encore le champ de l'observation médicale. Il est temps de livrer à la justice incorruptible du sens commun cette prétendue science qui ne se comprend pas elle-même, et qu'il suffit de traduire en bon français pour en démontrer l'absurdité aux intelligences les plus vulgaires.

Il n'y a personne dans le monde qui n'ait eu en sa vie un accès de fièvre, ou au moins quelque mouvement fébrile. C'est autant qu'il faut pour comprendre ce que je vais dire.

4.

Il s'agit de savoir ce que c'est que la fièvre.

Posons d'abord quelques faits de conscience intime et de sens commun.

1° Tout le monde sait par sa propre expérience qu'une multitude de causes extérieures nous affectent chaque jour et à tous les moments de la vie : le froid, le chaud et le passage brusque de l'un à l'autre, l'humidité, la sécheresse, la surcharge électrique de l'atmosphère, les exhalaisons fétides et malsaines, toutes les commotions physiques et morales, etc., etc.

2° Tout le monde sent qu'il y a en nous une force de résistance, et que cette résistance est *active*, c'est-à-dire *vitale*, et non pas *passive* et inerte comme la résistance de la pierre au marteau.

Une résistance active est une réaction : il est impossible de lui donner un autre nom. Résistance active et réaction, sont deux mots parfaitement synonimes.

Ainsi le corps vivant oppose une résistance active à toutes les choses qui l'affectent, c'est-à-dire, en d'autres termes, qu'il réagit contre ces choses.

3° Tout le monde *sent* que la résistance vitale a des limites très variables ; que non-seulement elle n'a pas la même force chez tous les individus, mais qu'elle est plus forte ou plus faible chez le même individu, suivant une infinité de circonstances. L'homme du peuple le plus ignorant sait fort bien qu'il résiste mieux au froid, au chaud et à toutes les intempéries de l'air, s'il a bien déjeuné, que s'il souffre d'inanition ; s'il est gai, que s'il est triste.

Tant que le corps vivant n'est affecté qu'à un certain degré, proportionné à sa force de résistance, il y a réaction normale, et la santé n'est pas troublée. Et même, cette réaction normale contre le froid, le chaud, et les intempéries de l'air, peut être considérée comme un exercice salutaire de la force vitale. Mais si la chose qui affecte agit avec une intensité supérieure à la force de résistance normale, il y a réaction anormale, c'est-à-dire maladie. Exemple : Voilà un homme qui se promène gaîment par un froid de quatre ou cinq degrés ; tout à coup le froid redouble, et cet homme est pris de fièvre. Il y a d'abord un frisson qui exprime la dépression momentanée de la force vitale, puis une chaleur ardente, avec tout l'appareil d'une violente réaction.

Tels sont les faits primitifs et élémentaires de l'observation médicale ; je les formule dans les propositions suivantes, qui conduisent logiquement à la définition de la fièvre :

Tout corps vivant est doué, pendant un temps déterminé, de la faculté de pourvoir à sa propre conservation, d'opposer une résistance active à tous les agents de destruction, et de réparer incessamment ses pertes.

Cette faculté, inhérente et propre au corps organisé vivant, est le résultat d'une force particulière qui préside à tous les phénomènes de la vie, et que nous nommons, en conséquence, *force vitale*. Mais, comme cette force ne se manifeste que par l'action des organes, toutes les fois que nous la considérons dans ses actes, nous l'appellons *organisme*.

La vie, à ne considérer que ses phénomènes matériels, ne consiste que dans une lutte ou *réaction* de l'organisme contre toutes les influences nuisibles du monde extérieur, qui l'affectent sans cesse, et tendent à changer son état.

Indépendamment de cette lutte ou réaction continuelle de l'*organisme*, qui ne trouble point l'harmonie des fonctions, puisqu'au contraire elle en est la fin et le résultat naturel, des *réactions accidentelles* ou anormales de l'organisme sont provoquées par tous les agents accidentels de destruction, par toutes les causes de maladies.

Toute maladie est donc une réaction accidentelle de l'organisme contre une cause accidentelle de trouble.

L'intensité et les procédés de la réaction varient suivant une infinité de circonstances relatives à la nature de la cause morbifique, aux dispositions individuelles, et aux influences extérieures.

Lorsque la réaction est *aiguë*, c'est-à-dire vive, prompte, énergique, accompagnée d'une exaltation de la chaleur vitale et de la sensibilité, elle prend le nom de *fièvre*.

La fièvre est donc une réaction générale de l'organisme, avec exaltation de la chaleur vitale et de la sensibilité (1).

Le bon sens du plus simple villageois suffit pour comprendre et apprécier cette définition de la fièvre. L'on conçoit et l'on *sent* que la fièvre est un *acte* vital, un *acte* provoqué par une cause quelconque, c'est-à-dire une *réaction* : c'est une de ces vérités de sens intime qui excluent toute démonstration.

Eh bien! les intelligences aplaties par les doctrines matérialistes ne sont plus aptes à comprendre ces vérités si simples. Une *force*, un *acte*, ne sont pas choses matérielles, palpables, *dissécables*, et partant, elles ne peuvent entrer dans ces intelligences.

Qu'est-ce que la *force vitale* ou la *vie;* car ces deux mots signifient exactement la même chose? Pour nous, médecins spiritualistes et vitalistes, la réponse n'est pas

_____

(1) Est igitur febris molimen vitæ conantis mortem depellere. STOLL.

difficile : La force vitale est une loi de la création ; c'est la loi des corps organisés, comme la gravitation est la loi de la matière inerte et inorganique.

Pour les médecins de l'école matérialiste, la question est plus embarrassante ; ils ne savent pas ce que c'est que la force vitale ni la vie ; mais ils espèrent le savoir quelque jour. Faussement persuadés que la matière a dans elle-même la raison de son existence, et des lois qui la régissent, et qu'à force de la tourmenter on lui ravira son secret, ils se flattent de découvrir dans la contexture de nos organes, et dans leurs altérations moléculaires, la raison des mouvements vitaux, soit dans l'état de santé, soit dans l'état de maladie. Vain espoir ! les recherches les plus laborieuses et les plus subtiles, sur la matière organisée, ne nous révèlent rien, absolument rien, sur le *pourquoi* de la vie, tout comme l'étude la plus opiniâtre de la matière brute et inorganique nous laisse dans une ignorance complète sur le *pourquoi* de la gravitation.

Lorsque nous avons soumis le corps mort à tous nos procédés d'exploration, de dissection et d'analyse, nous connaissons bien les organes ou *instruments* des diverses fonctions de la vie, et les conditions matérielles de l'exercice régulier de ces fonctions ; nous avons sous les yeux toutes les pièces dont se compose la machine animale ; mais nous ne savons rien sur le moteur de cette admirable mécanique. Et si nous voulons, par les mêmes moyens, nous éclairer sur les causes prochaines des maladies, les ouvertures de cadavres ne nous découvrent que des effets.

Force nous est donc de reconnaître que la matière, soit brute soit organisée, est soumise à des lois qui ne dérivent point d'elle-même, et dont il sera toujours impossible d'avoir la raison, à moins qu'à l'exemple de Newton, de Pascal et des plus puissants génies, on ne remonte jusqu'à une cause première intelligente, c'est-à-dire à un Dieu créateur et législateur suprême.

Ceci ne s'applique pas seulement à la science médicale, mais à la science en général. La science a pour objet de connaître les lois de l'univers ; mais elle n'explique aucune de ces lois.

Nous ne savons *le pourquoi de rien*, a dit avec un grand sens le philosophe Montaigne.

Toute science physique ou naturelle a dans son domaine deux ordres de faits : les uns *matériels*, que nous constatons par les sens, et qui nous donnent la connaissance des êtres considérés en eux mêmes ; les autres, *intellectuels*, que nous n'apercevons qu'avec les yeux de l'intelligence, et qui expriment les rapports des êtres, ou, en d'autres termes, les lois de la nature. La vraie philosophie embrasse et coordonne ces deux ordres de faits sans jamais les confondre ; tandis que le *philosophisme* matérialiste méconnaît les faits intellectuels, et les subordonne arbitrairement aux faits matériels : semblable au voyageur, qui, voulant connaître la constitution et les lois civiles d'un pays, se contenterait d'en étudier avec un soin minutieux la topographie et les productions.

Ces explications étaient nécessaires pour faire comprendre les situations respectives de l'école matérialiste et de notre vitalisme hippocratiste.

On a déjà vu que l'école matérialiste, au lieu d'accepter la *force vitale* comme le fait primordial ou la loi de l'organisation, ne veut pas en tenir compte jusqu'à ce que ses recherches cadavériques lui en aient donné l'explication.

Par la même raison, ou plutôt par suite du même préjugé matérialiste, elle cherche le *siège* de la fièvre dans le cadavre.

Ce mot de *siége* implique quelque chose de palpable. Ainsi une plaie, une tumeur, une excroissance, une éruption, ont leur siège dans telle ou telle partie du corps. Mais comment la fièvre qui est un *acte*, une *action* de l'organisme, une action provoquée, c'est-à-dire une *réaction*, pourrait-elle avoir un *siège* ?

Un acte de l'organisme vivant est toujours une fonction, soit normale soit anormale, qui suppose nécessairement des organes ou instruments, mais non pas un *siège*. Pour parler correctement, il ne faut pas demander quel est le *siège* de la fièvre, mais quels sont ses agents, ses instruments ou ses organes ? La question étant ainsi posée, notre réponse est fort simple ; elle découle naturellement des principes établis ci-dessus. La fièvre (réaction générale de l'organisme) a pour agents ou instruments le cœur et les centres nerveux. Toute personne qui a eu un accès de fièvre a pu apprécier d'après son sens intime la vérité de cette proposition.

Ainsi donc, chercher dans le *cadavre* le *siège* de la fièvre, qui est un acte purement *vital*, c'est se mettre en opposition avec les plus simples notions du sens commun, c'est se placer dans une hypothèse souverainement absurde.

C'est de cette hypothèse absurde au premier chef, que sont sortis les deux derniers systèmes de localisation de la fièvre : le *Broussaisisme* qui plaçait le *siège* de la fièvre dans la membrane muqueuse gastro-intestinale, et le *typhoïdisme,* qui établit ce *siège* dans les plaques elliptiques de l'intestin grêle.

Rappeler l'origine et le point de départ de ces deux systèmes, c'est en démontrer la fausseté et l'inanité d'une

manière assez péremptoire pour que le bon sens public
en fasse justice.

S'il fallait établir une comparaison entre l'un et l'autre,
je dirais que le *Broussaisisme*, quoique aussi faux dans
son principe, était cependant bien plus pratique, bien
plus utile dans ses applications que le typhoïdisme. En
considérant la fièvre comme une irritation de la membrane muqueuse gastro-intestinale, Broussais prenait
évidemment les effets pour la cause ; mais au moins
s'attaquait-il à des effets qui ne sont pas sans importance
ni sans valeur thérapeutique ; tandis que *l'altération des
plaques elliptiques de l'intestin grêle*, sur laquelle se
fonde le typhoïdisme, est un fait d'anatomie pathologique
d'une nullité complète pour la médecine pratique.

Dans le *Broussaisisme* il y avait encore un système de
médecine. Dans le *typhoïdisme*, il n'y a plus rien.

Qu'est-ce donc que le *typhoïdisme*, en dernière analyse ? C'est, si l'on veut bien me passer cette expression,
l'Eteignoir de la médecine.

On peut juger, d'après ce qui précède, que l'école
matérialiste n'a fait depuis Broussais qu'un progrès rétrograde, et qu'elle est aujourd'hui à bout de voie et d'invention. Je ne crois pas qu'il lui reste assez de vie, pour
inventer encore, après le *typhoïdisme*, quelque nouveau
système de localisation de la fièvre.

Cela dit, *laissons les morts ensevelir leurs morts*,
suivant l'énergique expression de l'Écriture, et revenons
à l'Etude de la vie, qui doit toujours être le point de départ et l'objet principal de la science médicale.

Définir la fièvre, comme nous l'avons fait, *une réaction
générale de l'organisme avec exaltation de la chaleur
vitale et de la sensibilité*, c'est tourner le dos au cadavre
pour se poser en face de l'homme vivant, et *réagissant,*

suivant les lois de sa nature, contre les choses extérieures qui l'affectent.

Ces choses sont excessivement nombreuses et variées.
Ce n'est pas seulement le froid, le chaud, les intempéries
des saisons, toutes les commotions physiques et morales
qui peuvent causer la fièvre ; il y a des principes délétères
qui pénètrent par les voies de l'absorption jusque dans
les profondeurs de nos organes, circulent avec le sang
qu'ils vicient, et provoquent ainsi *la réaction générale
de l'organisme :* tels sont les miasmes paludéens et no-
socomiaux, les exhalaisons putrides, les virus, les venins,
les *contages* et les causes inconnues de certaines épidémies. Enfin, toutes les maladies internes primitivement
locales, et toutes les maladies externes ou chirurgicales
(plaies, fractures, contusions, abcès, etc.), peuvent aussi
devenir causes de fièvre.

En considérant avec les seules lumières du sens commun le nombre et la diversité des causes de la fièvre, on
comprend, d'abord, que toutes ces causes n'affectent pas
l'organisme au même degré ni de la même manière, et
que la réaction qu'elles provoquent doit présenter de
nombreuses variétés dans son mode et dans son degré
d'intensité. Voilà déjà, pour le médecin vitaliste, un premier sujet d'études sérieuses, et tout-à-fait pratiques :
nous voilà déjà bien loin des stériles données du *typhoïdisme*, et des *plaques elliptiques de l'intestin grêle.*

Mais ce n'est pas tout : la fièvre, qui est, dans son
principe et sa tendance, un effort conservateur de la nature, est, cependant, par elle-même une maladie, puisqu'elle est une réaction *anormale* de l'organisme.

Le sens commun, à qui je continue de m'adresser,
pourra encore me suivre dans quelques explications.

On sait déjà que la fièvre (réaction générale de l'orga-

nisme), a pour agents le cœur et les centres nerveux,
c'est-à-dire les deux appareils organiques les plus généraux, ceux qui tiennent tous les autres sous leur dépendance.

L'action de ces deux appareils organiques ne peut pas
être exaltée sans que tout l'organisme en souffre.

Et d'abord, l'accélération de la circulation, portée à
un certain degré, ne peut pas continuer longtemps sans
produire de nombreuses causes de désordres.

Les expériences de Duhamel, de Chaussier, et de plusieurs autres physiologistes, ont démontré que par le
fait seul de l'accélération de la circulation, le sang est
modifié dans sa composition, et acquiert des propriétés ir-
ritantes. Cette altération du sang entraîne, comme conséquence nécessaire, l'altération des fluides sécrétés, tels
que la bile, le suc gastrique, le suc pancréatique, etc. :
ces sécrétions viciées donnent des produits hétérogènes,
et plus ou moins délétères, dont l'élimination ou l'assi-
milation va nécessiter de nouveaux efforts de l'organisme, surajoutés à la réaction primitive.

Un autre effet, non moins considérable, de l'accélération de la circulation et de la turgescence fébrile, c'est
l'impulsion anormale et exagérée du sang dans tous les
organes. Cette impulsion peut être telle, que chaque organe ou chaque partie du corps reçoive, dans un temps
donné, quatre, cinq ou six fois plus de sang que dans
l'état normal : de là les congestions sanguines et les inflammations locales consécutives, qui viennent si souvent compliquer la fièvre, et qui affectent plus particulièrement tel ou tel organe suivant les dispositions
individuelles, et les circonstances extérieures.

Ainsi, quelle qu'ait été la cause de la fièvre, et lors
même qu'elle aurait été la suite d'une piqûre au bout du

doigt, ou de toute autre cause extérieure et accidentelle, si le fébricitant est sous l'influence d'une excitation céré- brale, provoquée par des causes quelconques, physiques ou morales, il a chance d'une inflammation du cerveau. S'il a la poitrine irritable ou délicate, la prolongation du mouvement fébrile l'exposera plus particulièrement à des congestions inflammatoires de la poitrine (catharre, pé- ripneumonie, pleurésie). S'il a les entrailles mal disposées par un régime trop excitant, ou par des maladies anté- rieures, la fièvre déterminera chez lui des inflammations partielles ou générales de la membrane muqueuse gas- tro-intestinale, ou des congestions inflammatoires dans les viscères parenchymateux.

Ces exemples suffisent pour donner une idée de tous les désordres que peut entraîner l'accélération fébrile de la circulation.

La réaction anormale des centres nerveux, qui a tou- jours une part plus ou moins grande dans la réaction gé- nérale de l'organisme, est aussi par elle-même une cause de désordres et de graves complications. Les troubles si variés de l'innervation, qu'on observe dans le cours des fièvres continues, et qui se traduisent par toutes les nuances du délire, des convulsions, de la paralysie, et, par des anomalies de fonctions presque innombrables, peuvent imprimer à ces fièvres un caractère de malignité ou d'ataxie, qui met trop souvent en défaut la sagacité du médecin le plus habile.

Tout le monde peut juger que ces déductions n'ont rien d'arbitraire, et qu'elles découlent naturellement des principes établis ci-dessus.

La conclusion est que toute fièvre continue s'aggrave et se complique incessamment par ses effets, surtout lorsqu'elle s'est prolongée au-delà de sept ou huit jours.

Il faut donc, que, dès les premiers jours d'une fièvre
continue, le médecin en juge la portée, la tendance et le
caractère, pour savoir, d'abord, s'il doit agir ou ne rien
faire; car telle est toujours la première question que doit
se poser le médecin praticien.

Si la fièvre se présente avec un caractère évident de bé-
nignité, s'il n'y a rien dans les dispositions individuelles
du malade, dans sa constitution, dans ses antécédents,
ni dans les influences extérieures, qui puisse faire
craindre de fâcheuses complications, il y a lieu de penser
que la fièvre se terminera d'elle-même. Dans ce cas, un
médecin sage et éclairé s'abstiendra de tout traitement
actif; il se bornera à surveiller la marche de la fièvre,
en insistant avec plus ou moins de sévérité sur le régime des maladies aiguës : Repos, diète, boissons dé-
layantes, aération convenable, etc.

Si, au contraire, la fièvre se présente avec un haut degré d'intensité, si le sujet a quelques fâcheuses prédispo-
sitions, si surtout la fièvre a quelque analogie, dès son
début, avec une maladie régnante d'un caractère grave,
la nécessité d'agir n'est plus une question: il faut sans
retard chercher les moyens d'arrêter, ou *d'enrayer* du
moins, la marche de cette fièvre;

C'est ici qu'apparaît dans tout son jour l'insuffisance
ou plutôt la nullité du système matérialiste pour le traitement des fièvres.

Lorsqu'il s'agit, en effet, de faire choix d'une médication pour arrêter la marche d'une fièvre, il ne sert de
rien de savoir s'il y a ou s'il n'y a pas quelqu'altération
dans les plaques elliptiques de l'intestin grêle. Car ces
altérations locales, lorsqu'elles existent, ne sont pas
cause, mais effet de la fièvre. Et lors même qu'elles au-

raient précédé la fièvre, que pourrait-on en inférer pour le traitement ? Absolument rien.

La saignée, les évacuants, l'opium et le quinquina sont les quatre médications qu'on appelle avec raison *héroïques*, et sur lesquelles repose toute la thérapeutique des fièvres. Or, pour peu qu'on réfléchisse, d'après l'expérience la plus vulgaire, sur les effets de chacune de ces médications, on reconnaîtra sans peine qu'elles ne répondent pas à telle ou telle affection locale, mais bien à une disposition générale de l'organisme, qui est comme le tempérament de la fièvre, et qui tient sous sa dépendance les affections locales lorsqu'il en existe. Expliquons-nous.

Bien que la réaction générale de l'organisme (ou fièvre) ait pour agents les deux systèmes les plus généraux de l'économie, l'observation nous apprend que ces deux systèmes n'ont pas toujours une part égale dans la réaction générale.

Lorsque dans une fièvre continue, l'examen attentif non seulement des symptômes présens, mais de toutes les circonstances de la maladie, de la constitution du malade, de ses habitudes, et du caractère des maladies régnantes, nous a démontré que la réaction du système sanguin est prédominante, nous appelons cette fièvre *inflammatoire*, et nous la traitons par la saignée, quelles que soient les affections locales qui peuvent la compliquer.

Lorsque nous reconnaissons, d'après les mêmes données, que le système nerveux a la plus grande part dans la réaction fébrile, nous appelons cette fièvre *nerveuse*, *maligne* ou *ataxique*, suivant son degré d'intensité, et nous la traitons par l'opium ou par ses succédanés si elle est continue, par le quinquina si elle est intermittente ou seulement rémittente, ou bien enfin, suivant les cas, par la combinaison de ces deux médications avec d'autres modificateurs du système nerveux, tels que les bains, les affusions, la glace, etc.

Outre le système sanguin et le système nerveux, d'autres appareils organiques moins importants peuvent avoir dans certains cas, une si grande part dans la réaction fébrile, qu'ils doivent servir à la caractériser et à la dénommer. C'est pourquoi nous appelons *bilieuse* une fièvre dont le caractère le plus essentiel est une sécrétion anormale de la bile, et *muqueuse* celle qui est caractérisée par une sécrétion anormale des cryptes ou follicules muqueux des intestins, adoptant d'autant plus volontiers ces dénominations, qu'elles mettent sur la voie des indications principales du traitement.

Est-ce à dire qu'après avoir nommé une fièvre *inflammatoire, nerveuse, bilieuse* ou *muqueuse*, il n'y ait plus rien à faire qu'à saigner, purger, donner de l'opium ou du quinquina, depuis le commencement jusqu'à la fin ? Non, certes, le médecin vitaliste n'est pas esclave de la routine, comme les médecins empiriques, et il ne peut pas l'être. Il sait que la fièvre est un *acte vital*, qui se modifie d'un moment à l'autre suivant mille circonstances, et il se tient toujours prêt à agir suivant les indications qui se présentent. Un exemple fera mieux comprendre notre pensée.

Supposons une fièvre bilieuse des mieux caractérisées et des plus intenses. Soit qu'on examine les causes, les symptômes ou la succession des phénomènes pathologiques, tout dans cette maladie nous démontre que le point de départ, la véritable origine de la fièvre est une affection du foie qui a donné lieu à une secrétion anormale de la bile. Cette bile anormale (soit par sa quantité, soit par sa qualité, soit de l'une et de l'autre manière)

versée par ses couloirs naturels dans le canal intestinal,
a provoqué de la part de cet organe une réaction plus ou
moins énergique. Maintenant que faut-il faire pour guérir ? Interrogeons la nature ; elle nous répondra en met-
tant sous nos yeux des fièvres de cette espèce qui se
terminent spontanément et d'une manière subite par des
vomissements bilieux ou des déjections de même nature.
Ces vomissements ou ces déjections ne sont donc pas la
maladie, mais un des effets de la réaction. Cette réaction
cessera donc lorsqu'elle n'aura plus d'objet, après l'élimination du liquide irritant, du principe morbifique.
Nous agissons donc suivant le vœu de la nature en pro-
voquant, en excitant par des vomitifs ou des purgatifs
ces efforts de réaction, lorsqu'ils se trouvent insuffisants
pour opérer l'élimination de la cause morbifique.

Lorsque, au contraire, ces efforts de réaction seront
excessifs, et menaceront de devenir nuisibles par leur
excès, nous nous garderons bien de les exciter, et nous
agirons même d'une manière tout opposée. Alors, bien
que nous ayions nommé la fièvre *bilieuse*, nous ferons
des saignées générales ou locales, suivant qu'il y aura
excès de réaction du cœur, ou seulement du système
vasculaire de tel ou tel organe, sauf à modifier notre
premier *diagnostic* (car nous n'y tenons pas autrement)
et à nommer la fièvre *bilieuse inflammatoire*. Ou bien,
s'il y a excès de réaction du système nerveux, comme
dans le *cholera-morbus*, nous emploierons l'opium ou
quelque autre moyen analogue, et nous nommerons la
fièvre *bilieuse nerveuse*.

On voit que le diagnostic du médecin vitaliste n'est pas
roide et inflexible comme celui du médecin *typhoïdien;*
il est au contraire souple, mobile et variable comme les
actes vitaux qu'il doit caractériser.

Quant aux affections locales qui peuvent compliquer ces diverses fièvres, nous ne manquons pas d'en tenir compte pour le pronostic comme pour le traitement ; et c'est en cela surtout que nous avons un grand avantage sur les anciens, grâce aux lumières de l'anatomie pathologique, et au perfectionnement de nos moyens d'exploration.

Dans les quatre sortes de fièvres que je viens d'énumérer il y a presque toujours excès de réaction.

Il en est d'autres où la réaction est généralement en défaut, c'est-à-dire hors de proportion avec la gravité des principes délétères qui affectent l'organisme : c'est d'abord la fièvre *putride ou adynamique*, qui comprend le typhus des camps et des prisons, et enfin la fièvre *adéno-nerveuse* ou peste.

Je n'entrerai dans aucun détail sur ces deux ordres de fièvres. Je ne les nomme ici que pour compléter le tableau des six ordres de fièvre de PINEL, et pour glorifier la mémoire de ce grand médecin, de cet illustre nosographe, dont la renommée européenne a répandu un si grand éclat sur la médecine française au commencement de ce siècle.

La classification des fièvres de Pinel, fruit d'une longue expérience et de profondes études, a pour fondement une analyse savante des observations des plus grands médecins épidémistes de tous les siècles. Elle est à la fois philosophique et pratique.

Quand on songe que cette grande et belle conception médicale est exclue sans motif aucun, et contre toute raison, de l'enseignement actuel, qui affiche la prétention de remplacer cette œuvre du génie par le stupide système de la fièvre *typhoïde*, on déplore et l'on a peine à comprendre un tel abaissement des intelligences.

Heureusement que les faux systèmes passent, et que la vérité a des droits imprescriptibles. Tant qu'il y aura sur la terre quelques médecins qui s'occuperont des maladies au point de vue du traitement et de la guérison, il y aura des fièvres inflammatoires, nerveuses, bilieuses, muqueuses, putrides ou adynamiques, et pestilentielles.

Il ne faut pas croire cependant que ces dénominations soient les seules que le médecin praticien puisse adopter pour caractériser les fièvres soumises à son observation.

Bien des choses et des circonstances peuvent servir à dénommer et à caractériser une fièvre. Tantôt c'est sa cause toute spéciale, qui peut rappeler mieux qu'aucune autre circonstance la nature de la maladie et le traitement qui lui convient *(fièvre miasmatique, nosocomiale, vermineuse, etc.)* Tantôt c'est la marche et la tendance de la fièvre en tant qu'elles se rapportent à une médication spéciale *(fièvre pernicieuse)*. D'autres fois c'est la prédominance d'un ou plusieurs symptômes qui rapprochent une fièvre de quelqu'autre dont le caractère est bien déterminé, ou dont le type a été donné par certaines épidémies *(fièvre algide, comateuse, ardente, cholérique, pétéchiale, miliaire, etc)*. Enfin les affections locales qui compliquent une fièvre peuvent avoir une telle importance qu'elles servent à la dénommer. C'est ainsi que nous disons : *fièvre cérébrale, fièvre érysipélateuse, arthritique, catarrhale, péripneumonique, etc.*

C'est par ce large système de dénomination des fièvres que nous renouons la chaîne des traditions, et que nous rouvrons à la jeunesse les livres anciens qui lui étaient complétement fermés par les systèmes matérialistes : ne négligeant point cependant, ainsi que nous l'avons dit bien des fois, de mettre à profit tous les travaux de nos contemporains, toutes les découvertes, tous les

faits anatomiques, physiques et chimiques, mais subor-
donnant toujours ces derniers faits à l'observation des
lois de la vie, seul fondement réel de la science de
l'homme et de l'art médical.

Telle est, suivant nous, la voie du progrès de la médecine pratique. C'est dans cette voie que la *Revue médicale* a toujours marché, forte de l'assentiment et des
suffrages de tous les hommes de sens et d'expérience,
qui ont suivi les progrès de la science, sans prendre d'en-
gagement avec les systèmes du jour.

Le moment est venu pour tous les médecins *indépen-
dants*, de rompre ouvertement avec ces faux systèmes,
et de se rallier franchement au drapeau de la médecine
hippocratique ou traditionnelle. C'est le seul moyen de
faire baisser le chiffre de la mortalité des maladies aiguës,
qui devient de plus en plus effrayant.

Le *typhoïdisme*, harcelé dès son origine par les critiques de notre *Revue médicale*, a senti depuis quelque
temps déjà le besoin de se modifier, mais pour la forme
seulement, et sans beaucoup de profit pour les malades.
Il a bien fallu reconnaître qu'il était par trop absurde de
considérer comme une seule et même maladie les fièvres
les plus différentes, les plus opposées même, non-seulement par leur physionomie propre et caractéristique ;
mais encore par leurs causes, par leurs symptômes,
et surtout par les indications curatives. Ne voulant pas
toutefois, se dédire trop crument, on a imaginé de présenter comme de simples variétés de formes les caractères
les plus fondamentaux des divers ordres de fièvres. C'est
ainsi qu'on parle maintenant de fièvres typhoïdes à
*forme inflammatoire, à forme bilieuse, à forme adyna-
mique, à forme ataxique*, etc.

Une seule réflexion suffira pour faire apprécier cette

fausse conversion aux doctrines vitalistes. Si ces diffé-
rences si tranchées, si importantes pour le traitement
des fièvres, ne sont que des *formes* ou apparences, quel
est donc le *fond* ou le *support* de ces différentes formes ?
C'est le *typhisme*. Fort bien. Et le typhisme, qu'est-ce ?
C'est, pour les typhoïdiens purs ou primitifs, l'*altération
spéciale des plaques elliptiques de l'intestin grêle*. On
connaît déjà par tout ce qui a été dit ci-dessus, la valeur
de ce fait anatomique. Pour d'autres typhoïdiens qui se
prétendent progressifs, le *typhisme, c'est une exsudation
caséeuse blanche et nacrée des gencives, c'est la couleur
jus de mûres, indigo, violette, de la piqûre des sangsues* (1). Je ne m'arrêterai pas à discuter cette singulière
définition du *typhisme*. Je dirai seulement, ce que tout
le monde sait, que la couleur blanche nacrée des gencives
et la couleur violette des piqûres de sangsues ne s'ob-
servent pas, de bien s'en faut, dans toutes les fièvres
inflammatoires, ni dans toutes les fièvres bilieuses. Or,
lorsque ces signes de *typhisme* manquent, comment faut-
il dénommer ces fièvres ?... Arrêtons-nous ; le terrain
manque à la discussion.

Comme il est assez naturel qu'on attache plus d'importance *au fond* qu'à la *forme*, il est aisé de comprendre
que les *typhoïdiens,* même les plus amendés, ne sont
pas encore bien posés pour le traitement des fièvres.

Espérons que la *forme* finira par emporter le *fond*, et
que nous verrons disparaître, s'il plaît à Dieu, ce malen-
contreux *typhoïdisme*, qui fait encore tous les jours tant
victimes.

Ce qui pourra retarder la conversion, hélas ! Faut-il

_____

(1) *Nouvelle méthode* de traitement des fièvres typhoïdes, par le
docteur Ranque, professeur de clinique à l'Hôtel-Dieu d'Orléans,
Broch. in-8°. Paris, 1849.

le dire? C'est l'existence d'un certain nombre de volumes plus ou moins gros et dodus, qui garnissent les étalages de la librairie, et qu'on redoute de voir aller chez l'épicier.

Qui ne se rappelle, à ce propos, l'ingénue conversation de Gilblas avec le docteur Sangrado, qui était à Valladolid *une célébrité médicale de l'époque?*

GILBLAS. — « Monsieur, j'atteste ici le ciel que je suis
» exactement votre méthode. Cependant tous mes ma-
» lades vont en l'autre monde : on dirait qu'ils prennent
» plaisir à mourir pour discréditer notre médecine. J'en
» ai rencontré aujourd'hui deux qu'on portait en terre. »

LE DOCTEUR. — « Mon enfant, je pourrais te dire à peu
» près la même chose : je n'ai pas souvent la satisfaction
» de guérir les personnes qui tombent entre mes mains ;
» et si je n'étais pas aussi sûr de mes principes que je le
» suis, je croirais mes remèdes contraires à presque
» toutes les maladies que je traite. »

GILBLAS. — « Si vous m'en voulez croire, Monsieur,
» nous changerons de pratique. Donnons, par curiosité,
» des préparations chimiques à nos malades : le pis qu'il
» en puisse arriver, c'est qu'elles produisent le même
» effet que notre eau chaude et nos saignées. »

LE DOCTEUR. — « Je ferais volontiers cet essai si cela
» ne tirait point à conséquence ; mais j'ai publié un livre
» où je vante la fréquente saignée et l'usage de la bois-
» son. Veux-tu que j'aille décrier mon ouvrage ? »

(Extrait de la *Revue médicale* française et étrangère, journal des progrès de la médecine hippocratique, livraisons de juin et juillet 1853.)

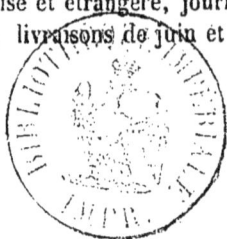

OUVRAGES DU MÊME AUTEUR :

CLINIQUE MÉDICALE, suivie d'un Traité des maladies
cancéreuses. 1 fort vol. in-8°. Paris, 1833.

REVUE MÉDICALE, française et étrangère, journal des
progrès de la médecine hippocratique, paraissant par
cahiers deux fois par mois.

RELATION de la blessure et de la mort de Mgr l'Arche-
vêque de Paris, suivie du procès-verbal de l'embau-
mement du corps, et de l'examen médico-légal de la
plaie. — Broch. in-8°. Paris, 1848.

INSTRUCTION PRATIQUE sur le régime et le traitement du *choléra morbus* épidémique. — Troisième
édition, revue et complétée d'après les documents de
la dernière épidémie. — Broch. in-8°. Paris, 1847.

DE LA FIÈVRE TYPHOÏDE et du TYPHOIDISME.
— Broch. in-8°. Paris, 1853.

Paris.—Imp. de Moquet, 92, rue de l'Abre.

www.ingramcontent.com/pod-product-compliance
Lightning Source LLC
Chambersburg PA
CBHW060649210326
41520CB00010B/1802